Erstes Baby in sechs Stunden

**Ein Ratgeber von
Julia Nastasi**

1. Auflage 19. Mai 2016

Inhaltsverzeichnis

Einleitung

Der 11. Februar 2015 - an diesem Tag wurde mein Leben auf den Kopf gestellt. Da lag er also vor mir: der positive Schwangerschaftstest. Für mich war er die Erfüllung eines großen Wunschs und der Beginn einer abenteuerlichen Reise. Vielleicht stehen Sie gerade ebenso am Anfang einer solchen Reise und Sie haben tausend Fragen.

Gleich zu Beginn dieses Ratgebers möchte ich vom Sie zum respektvollen »du« wechseln. Hier geht es um ein sehr persönliches Thema und da möchte ich auch gerne persönlich schreiben können.

Machen wir uns also auf die Reise - ich wünsche Ihnen viel Spaß dabei.

Willkommen - die Reise geht los

Ich erinnere mich, als sei es gestern gewesen. Mit dem positiven Schwangerschaftstest begann für mich ein unaufhaltsamer Countdown. Natürlich musste erst noch die offizielle ärztliche Bestätigung erfolgen, aber eigentlich war das ja nur die Bestätigung dessen, was ich schon seit ein paar Tagen gespürt hatte. Es ist der Countdown bis zum Tag X, dem Tag der Entbindung. Und wenn man nicht ganz stark aufpasst, dann hört man ab dem Tag, an dem man es offiziell macht und nach und nach seiner Familie, den Freunden und dem übrigen Umfeld von seiner Schwangerschaft berichtet, die abenteuerlichsten Geschichten. Von »Genieß es, es ist eine tolle Zeit« bis hin zu »Ach Gott, da habt ihr euch aber was vorgenommen« ist so ziemlich alles dabei. Auch fantastische Geschichten über quasi tagelange Entbindungen sind gerne dabei. Wenn ich dir einen Rat geben darf: Hör es dir gar nicht erst an. Jede Schwangerschaft ist anders, auch jede Schwangere ist anders.

Warum aber trotzdem dieser Ratgeber, wenn es doch eh immer anders läuft? Ich möchte es ganz einfach auf den Punkt bringen: Weil es halt doch ein paar Faktoren gibt, die eine Schwangerschaft angenehm oder eben nicht gestalten und weil es letztlich auch ein paar Tipps gibt, die dir die Geburt letzten Endes erleichtern können. Dabei soll dieser Ratgeber definitiv kein medizinisches Handbuch werden. Vielmehr geht es um die Vermittlung meiner persönlichen Erfahrungen. Wenn sie dir helfen können, dann freut es mich.

Nun ist es also soweit und wir machen uns endgültig auf die Reise.

Nicht zu viel Information

Für mich ist es in den meisten Lebenslagen so: Je mehr ich über ein Thema Bescheid weiß, desto weniger Angst habe ich. Ich weiß, wie ich mich verhalten soll und das hilft mir. Als nun also dieser positive Schwangerschaftstest vor mir lag, schossen mir gefühlte hunderttausend Fragen durch den Kopf. Auch mein Mann wollte nach einem ersten Freudenausbruch wissen, was sich nun verändern würde. Auf was müssten wir achten? Würde sich überhaupt etwas ändern?

Also setzte ich mich hin und

begann, in gewohnter Manier zu googeln. Über das Thema, das war mir schon klar, gab es unfassbar viel Information. Leider war es aber auch so, dass jedes Statement, das ich fand, mindestens ebenso viele Gegenstatements hatte.

Was ich aber wirklich erschreckend fand: Wenn Menschen ihrer Meinung Nachdruck verleihen wollten, bezeichneten sie Dinge als »wehenfördernd« (wollen wir ja noch lange nicht), als »Missbildungen fördernd« (sehr abschreckend) oder als »Fehlgeburten fördernd« (auch so etwas, was sich ja niemand wünscht). Ich weiß noch, wie ich von meiner kleinen Recherche zu meinem Mann kam und ihm sagte »Tja, unser Baby muss leider von trocken Brot, aber natürlich Bio-Vollkornbrot und Wasser groß werden. Alles andere ist zu gefährlich. Ich werde verfrühte Wehen bekommen, das Baby wird missgebildet werden oder aber ich werde es direkt verlieren.« ich war verunsicherter denn je. Meine bewährte Taktik hatte nicht zu dem geführt, was ich mir erhofft hatte. Da ich zu diesem Zeitpunkt aber noch niemandem etwas sagen wollte, entschied ich mich, mich zunächst mal auf Bewährt-Bekanntes zu verlassen und den Rest dann mit meiner Ärztin abzuklären. Das hieß, dass ich keinen Alkohol trank, kein rohes Fleisch, keinen rohen Fisch und keine rohen oder nur halb durchgekochten Eier aß. Bei den Getränken hielt ich mich an Früchtetee und Wasser.

Es kam der Arzttermin, der uns bestätigte, dass ich schwanger war und nun würde ich endlich all meine Fragen beantwortet bekommen, die ich mir sicherheitshalber im Handy notiert hatte. Zu meiner großen Beruhigung war es doch nicht so, dass Bio-Vollkornbrot und Wasser meine einzig erlaubten Lebensmittel sein müssten. In der Tat war es alles gar nicht so schlimm. Es war wohl gut gewesen, dass ich auf Alkohol und die rohen Lebensmittel verzichtet hatte. Dann gab es noch ein paar Tipps, auf die wir aber später noch einzeln kommen.

Vor allem war das aber für mich der Zeitpunkt, zu dem ich mich relativ entspannte. Ich beschloss, nicht allzu viel auf die vielen Mama-Foren zu geben. Im Lauf der nächsten Tage dachte ich darüber noch einige Male nach. Wenn ich eine Frage hatte, würde ich mich an eine Bushaltestelle mit zwanzig

Frauen aus allen Schichten stellen und sie um Antwort bitten? Und diese zwanzig Frauen würden mir jede ihre Meinung sagen und ich würde jede einzelne befolgen? Wohl kaum. Aber genau das würde ich tun, wenn ich den vielen Foren Glauben schenkte. Denn wer schreibt in solchen Foren? Andere Frauen, die ich in erster Linie mal nicht kenne und deren Expertise ich nicht einschätzen kann. Leider waren da auch einige dabei, die die Schwangerschaft als etwas Kompliziertes, wenn nicht gar als eine echte Krankheit betrachteten. Zu diesen Frauen wollte ich nicht gehören. Ich beschloss, es mit der Informationsbeschaffung auf offizielle Ratgeber, meine Ärztin und meine Familie zu beschränken.

Ein paar Tage später telefonierte ich mit meiner

Großmutter, die nicht nur über 90 Jahre alt, sondern auch gelernte Krankenschwester ist. Ihren Rat werde ich nicht mehr vergessen. Sie sagte »Julia, wenn ich dir einen Rat geben darf: Lies nicht so viel nach.« Als ich sie fragte, wie sie denn darauf käme, antwortete sie »Weißt du, ich bin über 90 Jahre alt, meine Kinder habe ich im Wesentlichen vor rund 60 Jahren bekommen. Weißt du, was wir damals wussten? Kein rohes Fleisch, keine rohen Eier, keinen Alkohol und nicht so schwer tragen. Und meine Kinder sind trotzdem groß geworden. Mach dich einfach nicht verrückt.« Und diesen Rat möchte ich dir gerne weitergeben: Natürlich ist es sinnvoll, dich über ein paar Sachen schlau zu machen. Das gilt besonders dann, wenn du in dieser für dich so neuen Zeit Dinge an dir beobachtest, die du nicht kennst. Tatsächlich hatte ich auch einen sehr umfangreichen medizinischen Guide, der mich durch die gesamte Schwangerschaft begleitet hat. Es war ein Buch, das die gesamte Entwicklung des Babys aufzeigte und das mir die verschiedenen Phänomene, die ich eventuell an mir bemerken könnte, in den unterschiedlichen Phasen erklärte. Vor allem beleuchtete er aber die schönen Seiten der Schwangerschaft und der Tatsache, dass da gerade neues Leben entsteht. Schließlich weiß man ja beim ersten Mal oft noch nicht, ob etwas, was man gerade beobachtet, wirklich von der Schwangerschaft kommt oder ob man sich da etwas einbildet. Denn: Je mehr du beobachtest, desto mehr Veränderungen wirst du bemerken. Und dazu gleich der

Tipp: Konzentrier dich auf das Genießen. Solange du und dein Baby gesund sind, ist es eine fantastische Reise, auf der ihr euch gemeinsam befindet. Und es ist etwas ganz Normales, Gesundes. Man sollte diese Zeit vor allen Dingen genießen, denn danach wird nie wieder etwas so sein, wie es gerade ist.

Vorbereitung ist alles

Irgendwann hörte ich in der Schwangerschaft den Satz »Die Geburt ist für den Körper wie ein Marathon - den würde niemand ohne Vorbereitung angehen.« Das klingt erstmal erschreckend. Ein Marathon? Einfach so? Und das mir. Dazu solltest du vielleicht wissen, dass ich mich nun wirklich nicht gerade zu den großen Sportskanonen zählen würde. Ich bin vielleicht eine Freizeitsportlerin. Und nun ein Marathon? Damit war für mich klar: Ich würde mich vorbereiten müssen. Ja, was denn nun? Nicht so viel Information oder Vorbereitung? Ich empfinde eine Vorbereitung als etwas Positives. Natürlich sollte auch das Genießen und Entspannen nicht zu kurz kommen. Denn auch das gehört zur Vorbereitung. Im Endeffekt geht es darum, deinen Körper zu kontrollieren zu lernen und diese Art von Kontrolle so in dein Unterbewusstsein zu bekommen, dass du unter der Geburt darauf zurückgreifen kannst, ohne darüber nachdenken zu müssen. Was sollst du also vorbereiten?

Beckenboden

Ich glaube, mit dem Beckenboden bekommt man kaum etwas zu tun, bevor man schwanger ist. Ich zumindest nicht. Ich wusste zwar grundsätzlich, wo der Beckenboden ist und ich hatte mal davon gehört, dass man ihn trainieren kann, indem man so tut, als wollte man Urin zurückhalten. Stimmt, ist aber nur ein Drittel der Wahrheit. Tatsächlich gibt es drei Ebenen den Beckenbodens. Und wer die Kontrolle über den Beckenboden hat, der hat auch einen großen Teil der Kontrolle über die Geburt. Dabei geht es nicht so sehr darum, den Beckenboden anspannen zu können, sondern darum, ihn aktiv loslassen zu können.

Damit du ihn aber loslassen kannst, musst du erst einmal wissen, wie es sich anfühlt, wenn er angespannt ist. Für mich war das vermutlich beste Bild, das mich auf die Geburt vorbereitet hat: Ich soll eine Kugel durch den Beckenboden nicht nur festhalten, sondern nach oben transportieren. Und wenn die Kugel oben ist, soll ich sie langsam wieder nach unten transportieren. Alternativ dazu soll ich die Kugel schlagartig loslassen. Am Anfang fühlt sich das wirklich ein bisschen komisch an, aber es hilft. Achte auch gleich darauf, das Ganze mit deiner Atmung zu synchronisieren. Für mich war es:

Ausatmen, Kugel hoch, Einatmen, Kugel runter. Mit dem Einatmen habe ich quasi alles losgelassen und damit auch die Kugel. Wenn du es andersrum besser kannst, übe es so. Wichtig ist, dass dir dieses aktive Loslassen des Beckenbodens so in Fleisch und Blut übergeht, dass du dir später keine Gedanken mehr darüber machen musst. Denn wenn du den Beckenboden einfach loslassen kannst, wirst du es auch mit der Geburt leichter haben.

Letztlich ist es so: Der Beckenboden ist eine Muskulatur und die kann man ja bekanntermaßen trainieren. Wie beim Läufer die Beine und die Wirbelsäule, so trägt bei der Geburt der Beckenboden die größte Verantwortung, wenn es um den Fortschritt geht. Je mehr Kontrolle du also über diesen sicher bisher wenig beachteten Teil des Körpers hast, desto einfacher wird es. Das bedeutet nicht, dass diese Kontrolle dafür sorgt, dass keinerlei Probleme auftreten können. Es ist einfach eine kleine Stellschraube im großen Getriebe einer Entbindung.

Ernährung

Ein ganz wichtiger Punkt vorweg: Manche Frauen begehen den Fehler, dass sie ab dem positiven Schwangerschaftstest buchstäblich für zwei essen. Das ist absolut unnötig. Überleg dir nur mal, wie klein dieses Zellhäufchen am Anfang ist. Da braucht es noch keine Erwachsenenportion. Überhaupt ist es während der gesamten Schwangerschaft kaum nötig, viel mehr zu essen. Gegen Ende der Schwangerschaft gilt die Empfehlung, dass man ein wenig

21

mehr essen soll, aber da sprechen wir von zwei Scheiben Brot oder einer zusätzlichen Banane. Der gewünschte Fressflash sollte also dennoch ausbleiben.

Du bist, was du isst

Wichtiger als die Menge ist eigentlich das, was du isst. Ich selbst habe mich von dem leiten lassen, was mein Körper verlangt hat. Das war, abhängig von meiner Tagesform, mal ein bisschen herzhafter, sogar salziger und mal ein wenig süßer. Beim Thema »Ernährung während der Schwangerschaft« habe ich eigentlich nur ein einziges Mal wirklich in mein schlaues Buch geschaut. Ich hatte anfangs damit zu kämpfen, dass mein Körper ungewöhnlich viele Lebensmittel als blähend empfand. Das war unangenehm und weil ich das einfach nicht über Monate so erleben wollte, habe ich mich darüber schlau gemacht. Die Lösung war das Schwangerschaftshormon Progesteron, das ungefähr für die allermeisten Nebenwirkungen verantwortlich ist. An dem Hormon kannst du natürlich erstmal nichts ändern und es tut ja auch eine Menge Gutes für dich und dein Baby. Ich habe dann die meisten Produkte auf Vollkorn umgestellt, bei der Auswahl von Obst und Gemüse auf nicht klassisch Blähendes geachtet und insgesamt mehr Fenchel-Anis-Kümmeltee getrunken. Gerade wenn du stillen möchtest, solltest du dich, sofern er dir ungewöhnlich erscheint, an den Geschmack von Fenchel-Anis-Kümmel-Tee gewöhnen. Er ist ein wahres Wundermittel, wenn Babys mit

Bauchweh zu kämpfen haben. Und wie gesagt, für mich war er auch eine große Hilfe. Ich hatte keine Schwierigkeiten mehr mit Blähungen oder anderen Phänomenen.

Insgesamt ist es eher eine Illusion, dass du deine komplette Ernährung auf Bio umstellst, aber achte ruhig auf eine ausgewogene Ernährung. Wie gesagt, eine Schwangerschaft ist keine Krankheit und sie ist auch nichts Unnatürliches. Insofern bin ich immer dagegen, zu irgendwelchen Extremen zu raten. Und selbstverständlich solltest du im Zweifel deinen Arzt befragen. Ich kann hier nur das weitergeben, was mir geholfen hat. Wir haben uns abends auf leichteres Essen umgestellt. Das hat mir das Schlafen leichter gemacht. Tatsächlich solltest du gut auf deinen Körper hören. Vermutlich hast du das Gefühl, du brauchst Energie. Logisch, dein Körper ist gerade dabei, ein kleines Lebewesen beim Heranwachsen zu unterstützen. Und du bereitest dich, wie schon erwähnt, im Prinzip auf einen Marathon vor.

Thema Süßigkeiten

Selbstverständlich spricht rein gar nichts gegen ein paar Süßigkeiten. Hin und wieder braucht man die einfach für die Nerven. Mit etwas Glück hast du lauter Schlaumeier um dich herum, die dir etwas von Schwangerschaftsdiabetes erzählen möchten. Es stimmt, es gibt Schwangerschaftsdiabetes. Aber zum einen wirst du ja beim Arzt überwacht. Und zum anderen ist es nicht so, dass du ein bisschen Süßzeug isst und schon bist du dran. Ich selbst habe meinen Süßigkeitenkonsum nicht reduziert und habe keinen Schwangerschaftsdiabetes bekommen. Letztlich habe ich die Vermutung, dass es auch eine Menge mit deiner Einstellung zu tun hat. Ich habe also meine Schokolade gegessen und habe mir gesagt »Ein bisschen was darf und muss ich für meine Nerven tun.« Ich glaube, wenn ich mir bei jedem Stückchen gesagt hätte »Oh nein, bestimmt bekomme ich jetzt zur Strafe Schwangerschaftsdiabetes«, dann wäre das auch so gekommen. Aber das ist meine persönliche Meinung. Natürlich glaube ich nicht, dass sich ein Diabetiker jeden Tag fünf Liter Cola pur reinschütten sollte. Aber eine gesunde Einstellung kann bestimmt nicht schaden, gerade wenn es um ein Phänomen wie Schwangerschaftsdiabetes geht. Wenn du zu Blähungen neigst, ist es sicher hilfreich, wenn du da ein wenig auf die Lebensmittel achtest.

Gutes Brot

Besonders erstaunlich fand ich in diesem Zusammenhang meine Beobachtungen zum Thema Brot. Ich habe mein Leben lang jede Menge Brot gegessen, häufig Mischbrote. Das war immer okay. In der Schwangerschaft ging ich also gar nicht davon aus, dass das problematisch werden könnte. Nachdem wir nun einige Tage lang unser gewohntes Mischbrot gegessen hatten und ich die entsprechenden Probleme bekam - wir sprechen hier nicht davon, dass es mich halb zerrissen hätte, aber es war schon sehr unangenehm - habe ich nachgelesen, dass eine

Umstellung auf Vollkornprodukte helfen könnte. Also habe ich mich erstmal beim Bäcker beraten lassen, welche Brote überhaupt Vollkornbrote sind. Natürlich stand es bei einigen direkt dabei. Aber wenn ich »Fitnesskracher« lese, weiß ich davon nicht zwangsläufig, ob ich da ein Vollkornbrot oder nicht vor mir habe. Wir konnten uns letztlich auf eine gewisse Auswahl an Broten einigen und damit ging es mir auch gut.

Trinken in der Schwangerschaft

Als Ergänzung zur gesünderen Küche habe ich begonnen, Säfte zu trinken. Dabei habe ich besonders auf Direktsäfte geachtet. Das sind Säfte, die nicht den Umweg über Konzentrate gehen, sondern die tatsächlich direkt aus der Frucht gewonnen werden.

Natürlich gibt es jede Menge gute Säfte, aber die besten Erfahrungen habe ich mit den Mixsäften von Amecke gemacht. Hier waren es gerade in der Schwangerschaft besonders die Säfte mit Folsäure und die mit Ballaststoffen. Es mag ja Einbildung gewesen sein, aber damit ging es mir immer sehr gut. Die Säfte habe ich übrigens beibehalten. Jeden Tag ein großes Glas Saft und ich habe den Eindruck, das tut uns auch gut.

Trinken ist überhaupt so ein Thema in der Schwangerschaft. Wenn du, wie ich auch, eine Frau bist, die an sich eher mal Probleme damit hat, viel zu trinken, bedeutet das am Anfang sicher einiges an Disziplin. Vor allen Dingen, weil ja Kaffee nicht mehr das Hauptgetränk sein darf. Dazu vielleicht direkt mal ein paar Worte:

Nein, Kaffee ist nicht komplett verboten. Ich habe bewusst meine Ärztin dazu befragt. Wir konnten uns auf »an normalen Tagen zwei Tassen, als Ausnahme auch mal drei Tassen« einigen. Wobei eine Tasse bei mir immer ein Becher ist, nicht diese kleinen Kaffeetässchen, die es bei Tante Erna gibt. Das ist in Ordnung und letztlich ist das auch für das Baby kein Problem. Wenn du mal im Internet recherchierst, wirst du überaus erschreckende Fakten lesen. Du wirst glauben, dass dein Baby winzig und nervös auf die Welt kommen wird. Medizinisch belegt ist davon nur, dass Babys von Frauen, die sehr viel Kaffee konsumiert haben, eher mal kleiner blieben und dass sie auch eher mal nervös waren. Hätte ich also meinen üblichen Konsum von fünf bis sechs Tassen am Tag beibehalten, bin ich nicht so sicher, ob unser Baby so relaxt geworden wäre, wie er es jetzt ist. Da ich mich aber strikt an die zwei bis drei Tassen gehalten habe, war alles in Ordnung. Allerdings solltest du beachten, dass schwarzer Tee, Roibuschtee auf Schwarzteebasis (da gibt es auch welche auf Kräuterteebasis) und grüner Tee in diese zwei bis drei Tassen gezählt werden müssen. Es geht da um die anregenden Stoffe, die kritisch werden können.

Ansonsten ist es das Beste, wenn du in der Hauptsache Wasser trinkst. Ich habe mich recht schnell an meine drei bis vier Liter am Tag gewöhnt. Dass viel trinken außerdem die Förderung von Wassereinlagerungen begünstigt, ist schlicht und ergreifend ein Gerücht. Tatsächlich kann es sogar helfen, die Wassereinlagerungen zu vermeiden oder zumindest zu lindern. Wenn man sich mal damit befasst, ist das auch logisch: Du schwemmst damit einfach viel aus, du hältst den Kreislauf am Laufen. Irgendwann habe ich es sogar am Kreislauf bemerkt, wenn ich mit dem Trinken geschwächelt habe. Ich habe dann jeweils wieder nachgelegt und dann ging es auch wieder. Nun muss man dazu wissen, dass ich den ziemlich heißen Sommer 2015 voll mitgenommen habe. Unser Kleiner wurde im Oktober geboren und das bedeutet, dass das zweite Trimester voll im Sommer lag. Da fiel es nicht sehr schwer, den Trinkpegel hoch zu halten. Du wirst feststellen, dass du am Anfang ziemlich viel »rennen« musst, aber da du gerade zu Beginn der Schwangerschaft ohnehin viel auf die Toilette musst, habe ich mir gesagt, dann kommt es ja darauf auch nicht mehr an.

Konzentrier dich am besten auf eine gesunde Mischung aus Wasser und Tee, gerne auch mal ein gutes Glas Saft. Du trainierst damit deinen Körper und machst ihn leistungsfähig. Auch das wird dir helfen.

Was auch sehr gut als Getränk geht, ist Magnesium. Zuerst habe ich die klassischen Brausetabletten genommen. Bis mir dann die Ärztin sagte, Magnesiumcitrat sei für den Körper leichter zu verwerten. Also bin ich zum Drogeriemarkt meines Vertrauens gepilgert und habe Magnesiumcitrat gekauft. An normalen Tagen habe ich davon jeweils zwei Beutel aufgelöst. Nur wenn ich das Gefühl hatte, irgendwas ziept ein bisschen, weil die Gebärmutter eben Platz für das Baby machen muss, dann hab ich auch mal mehr genommen. Das Magnesiumcitrat hat den Vorteil, dass es sehr schnell wirkt und dann auch erhebliche Linderung brachte. Solange ich es genommen habe, hat diese ewige Zieperei sogar fast komplett aufgehört und dabei ziepte es am Anfang schon ziemlich.

Sport

Es mag einem wie ein Widerspruch vorkommen: Sport in der Schwangerschaft. Aber denk dran: Du bereitest dich auf einen Marathon vor. Ein wenig Sport kann also gar nicht schaden. Wenn du schon im Training bist, kannst du - immer in Rücksprache mit deinem Arzt, das ist ganz wichtig - auch weiter Sport treiben. Ich selbst habe immer mal wieder ein wenig Fitness betrieben und einige Monate vor der Schwangerschaft hatte ich mit Yoga angefangen. Gerade ganz kurz vor der Schwangerschaft hatte ich allerdings auf ein etwas forderneres Yogaprogramm umgestellt und das ging schnell nicht mehr. In erster Linie denke ich, dass es daran lag, dass ich mich nicht besonders wohl damit gefühlt habe. Meine Ärztin zumindest hatte gar nicht so viel dagegen einzuwenden, aber auch hier gilt: Hör auf deinen Körper.

Gymnastik

Ich habe dann begonnen, das Internet nach Anleitungen für Gymnastik in der Schwangerschaft zu durchforsten. Ganz erstaunlich, was es da alles gibt. Letztlich hilft es nur, zu probieren und herauszufinden, was dir gut tut. Für mich war es ein Video, das ein Zehn-Minuten-Workout vormachte.

Auch während des Sports habe ich dann jeweils auf meinen Körper gehört. Auf alle Fälle konnte ich durch diese Gymnastik verhindern, dass mich mein Kreuz im Lauf der Zeit umgebracht hat. Außerdem trainierte es meine Arme und Beine. Du baust dir mit der passenden Gymnastik Muskeln auf, die du während der Geburt gut brauchen kannst. Denn du hast es leichter, wenn du im Rahmen beweglich bist und Kontrolle über deine Muskeln hast. Spezielle Schwangerschaftsgymnastik geht genau darauf ein und ist dadurch wirklich eine Hilfe. Achte darauf, dass es sich entweder um eine Anleitung für die gesamte Schwangerschaft handelt oder dass es eine Anleitung genau für dein aktuelles Trimester ist. So vermeidest du es, dich überfordern und es werden jeweils die richtigen Muskeln trainiert.

Yoga

Ein wenig Yoga habe ich dann letztlich doch betrieben. Allerdings bin ich dafür nicht mehr in den normalen Kurs gegangen. Stattdessen habe ich auch dafür das Internet bemüht. Und auch zum Thema Schwangerschaftsyoga gibt es eine Menge kostenlose Angebote. Probier einfach aus, welche Anleitung die für dich passende ist. Du wirst vielleicht ein bisschen erstaunt sein, dass es sich jeweils um minimale Bewegungen handelt und du könntest denken, dass das dann ja gar nichts bringt. Meine Erfahrung ist eine andere. Du arbeitest an deiner Beweglichkeit und wie du ja schon weißt, hilft dir das während der Geburt sehr. Manche Anleitungen gehen sogar schon auf den Beckenboden ein. Ich habe unterschiedliche Anleitungen verwendet und jede hatte etwas für sich. Auch hier gilt: Achte darauf, dass es sich um Anleitungen für die gesamte Schwangerschaft oder um eine auf dein jeweils passendes Trimester angepasste handelt. Manche Anleitungen haben unterschiedliche Schwierigkeitsgerade dabei. Das ist besonders praktisch, wenn du dich ausschließlich auf Yoga konzentrierst, weil du dann ja irgendwann schon fortgeschritten bist. Grundsätzlich kannst du während der gesamten Schwangerschaft Yoga machen. Die speziellen Anleitungen für Schwangerschaftsyoga verzichten auf sehr belastende oder fordernde Positionen und Bewegungen.

Es gibt grundsätzlich natürlich

auch spezielle Kurse für Schwangerschaftsyoga. Ich habe hier am Ort leider keinen gefunden, der von der Krankenkasse übernommen wird. Wenn das kein Problem für dich ist und du lieber in einer festen Gruppe und mit Trainer arbeitest, solltest du bei dir in der Gegend suchen. Beachte aber, dass du den Weg auch mit fortschreitender Schwangerschaft bewältigen musst. Wenn du nun in einen Kurs gehst, für den du immer mit dem Auto fahren musst, kann das unter Umständen zum Problem werden. Aber hör da auf dein Gefühl.

Wichtig ist letztlich nur, dass bei der Auswahl der Übungen auf deine besondere Situation Rücksicht genommen wird. Ich habe festgestellt, dass man sich da selbst schnell mal verschätzt. In der Schwangerschaft sollten die sogenannten tiefliegenden Bauchmuskeln nicht trainiert werden. Das ist gerade am Anfang der Schwangerschaft wichtig, aber auch später solltest du von derartigen Trainingssessions absehen. Ein Trainer weiß, welche Muskeln bei den jeweiligen Übungen angesprochen werden und oft ist es auch Teil der Ausbildung, Rücksicht auf Schwangere nehmen zu können. Auch bei der Auswahl der YouTube-Videos habe ich darauf geachtet, dass es sich um Yogalehrer handelt und nicht um andere Mamas, die schonmal was von Yoga gehört haben. Denn es ist immer auch ein Unterschied, selbst zu trainieren oder andere anzuleiten.

Schwangerschaftsschwimmen

Die größte Erleuchtung für mich war in der Schwangerschaft, wenn es um Sport geht, das Schwangerschaftsschwimmen.

Nun hatte ich das Glück, ein Schwimmbad in Laufnähe zu haben, das spezielle Kurse dafür anbot. Ich weiß, dass die anderen Mamas teils ein Stück dafür gefahren sind.

Worüber wir uns aber einig waren: Die Bewegung im Wasser ist das Beste, was es gibt. Dazu war es noch Sommer und entsprechend heiß. Insofern tat uns das etwas kühlere Wasser sehr gut und dann ist da noch das Beste am Schwangerschaftsschwimmen: Für die Zeit, die du im Wasser bist, ist es völlig egal, wie viel du wiegst. Du fühlst dich herrlich leicht. Und selbst wenn du, wie ich, absolut im Rahmen bist, was die Gewichtszunahme angeht - du fühlst dich halt nicht immer wie eine Feder. Das bist du ja auch nicht. Das leichte Training im Wasser hat noch einen Vorteil: Du kannst damit Wassereinlagerungen vorbeugen. Wir hatten auch Mamas dabei, die schon Probleme mit Wasser hatten. Diese berichteten, dass es ihnen direkt nach dem Schwimmen und oft auch noch eine Weile danach ein gutes Stück besser ging. Der Wasserdruck hat da beinahe magische Kräfte.

Wir haben uns nach dem Kurs sogar nochmal getroffen und einfach nur ein paar Bahnen gezogen. Achte aber bitte noch wichtiger als an Land darauf, dich nicht zu überlasten. Hier geht es nicht um Leistungssport. Mit fortschreitender Schwangerschaft wird das ohnehin nicht mehr so gut möglich sein. Das klingt jetzt, als wollte ich dir Angst machen, dass du dich nicht mehr bewegen können wirst. Das stimmt aber nicht. Ich persönlich war bis kurz vor Ende der Schwangerschaft noch in akzeptablem Rahmen beweglich. Gewöhn dich einfach an langsamere Bewegungen.

Und im Wasser geht es um das Nutzen des Auftriebs und des angenehmen Wasserdrucks.

Wenn du außerdem im Sommer schwimmen gehst, aber auch so: Achte auf langsame Temperaturwechsel. Dass du nicht einfach so ins Wasser springen solltest, dürfte logisch sein. Aber geh beispielsweise langsam ins Wasser. Dein Baby ist zwar, was die Temperatur angeht, durch dich gut abgeschirmt. Aber auch dein Kreislauf funktioniert in der

Schwangerschaft etwas anders. Gönn dir also langsames Angewöhnen. Und wenn du wieder an Land bist, suche am besten schattige Plätze auf. Pralle Sonne ist ohnehin nichts. Ich selbst habe außerdem nach dem Schwimmen immer einige Pausenzeit eingeplant. Tatsächlich war ich durch die ungewohnte »Anstrengung« anfangs immer ziemlich kaputt. Das macht aber nichts. Mach einfach ein bisschen Pause und dann geht es weiter.

Ob dein Baby sich außerdem im Wasser mehr oder weniger bewegt, gerade wenn du reingehst, hat erstmal gar nichts zu sagen. Ich habe mir kurz mal Sorgen gemacht, weil die anderen Mamas berichteten, ihr Baby würde jedes Mal ziemlich zappeln, sobald sie ins Wasser gingen. Unser Kleiner war da immer die Ruhe selbst.

Meine Sorge erwies sich als völlig unbegründet. Der Kleine war einfach völlig entspannt.

Die Beine

Deine Beine sind in der Schwangerschaft größeren Belastungen als sonst ausgesetzt. Logisch: Dein Körpergewicht steigt und das sollen deine Beine jetzt tragen. Gerade wenn du, wie ich, einen stehenden Beruf hast, wirst du schnell bemerken, dass du abends deine Beine stärker spürst.

Ganz wichtig ist, dass du in Bewegung bleibst. Selbst, wenn du hinter einem Tresen stehen musst, kannst du dein Körpergewicht immer mal wieder verlagern. Achte auch besonders auf bequeme Schuhe. Sie sollten deinen Füßen einen guten Halt geben und auch die Sprunggelenke stützen. Denn durch die Schwangerschaft wird alles ein wenig weicher, auch deine Bänder. Das bedeutet nicht, dass du Stiefel tragen musst. Ich hatte sehr bequeme Walkingschuhe, die haben in der Zeit tolle Dienste geleistet. Dann habe ich immer wieder darauf geachtet, dass ich meine Beine etwas bewege, immer mal ein paar Schritte laufe oder die Beine etwas anwinkele. Du kannst, wenn du das Gleichgewicht halten kannst, auch immer mal wieder das Gewicht auf die Zehenspitzen verlagern. Dadurch erreichst du einen leichten Pump-Effekt, der das Blut wieder weiter nach oben bringt.

Und dann noch ein Tipp: Dein Frauenarzt kann dir Kompressionsstrümpfe verschreiben. Bei dem Wort »Kompressionsstrümpfe« zuckst du vielleicht, wie ich, zusammen. Meine Frauenärztin verschrieb mir sogar Kompressionsstrümpfe bis zu den Oberschenkeln. Letztlich habe ich mich aber dann entschieden, nur halbhohe Kompressionsstrümpfe zu kaufen. Denn die Zuzahlung war doch recht hoch und die halbhohen Strümpfe waren letzten Endes günstiger. Außerdem war ich ja, wie du schon weißt, vorwiegend im Sommer schwanger. Ich glaube, da hätte ich die ganz hohen Strümpfe nicht geschafft.

Was aber der Vorteil solcher Strümpfe ist: Am Ende des Tages wirst du lange nicht mehr so schwere Beine haben. Ob die Fußspitze nun offen oder geschlossen ist, ist Geschmackssache. Ich habe welche mit mittlerer Kompression gewählt. Meine Sorge, dass ich darin ziemlich schwitzen würde, wurde nicht bestätigt. Achte darauf, die Strümpfe immer gleichmäßig hochzuziehen und sie auch langsam auszuziehen.

Für die Nacht empfehle ich ein anderes Programm: Leg die Beine etwas hoch. Das muss nicht im steilen Winkel sein. Ich habe mir zuerst ein Kissen, später zwei Kissen darunter gelegt. Es waren zwar relativ weiche Kissen, aber die Beine lagen etwas höher als der restliche Körper und das war angenehm. Ich konnte dadurch deutlich besser schlafen. Die Kompressionsstrümpfe solltest du natürlich nachts nicht tragen.

Unter der Dusche habe ich die Beine am Schluss immer lauwarm abgeduscht, von unten beginnend nach oben. Das regt den Kreislauf ein wenig an, ohne aber gleich den Kälteschock zu bringen.

Körperpflege

Man hört immer wieder, dass man die Zeit der Schwangerschaft für sich nutzen soll. Ich muss gestehen, dass ich das anfangs auch immer verdrängt habe. Warum soll ich da etwas nutzen? Ich wäre ja, wenn unser Baby da wäre, nicht am Ende meines Lebens.

Ich kann dir nur den Rat geben: Nutz die Zeit. Klingt jetzt vielleicht lustig, weil ich doch den Satz auch selbst so beiseite geschoben habe. Tatsache ist: Gerade am Anfang wirst du deutlich weniger Zeit für dich selbst haben.

Und dann kommt noch ein Aspekt dazu, der sich mir erst mit der Zeit erschloss: Es könnte sein, dass du dich, was dein Gewicht angeht, mit fortschreitender Schwangerschaft nicht mehr so gut fühlst. Gerade schlanke Frauen fühlen sich plötzlich unförmig und weniger attraktiv. Dafür wirst du vielleicht feststellen, dass du sehr volle Haare und weiche Gesichtszüge bekommst. Pfleg deine Haut und deine Haare. Allein dadurch wirst du dich bestimmt schonmal wohler fühlen.

Beim Thema Körperpflege kommt natürlich auch der Gedanke an die berüchtigten Schwangerschaftsstreifen auf. Leider kann man sie, wenn man dazu eine Veranlagung hat, vermutlich nicht ganz verhindern. Was du aber tun kannst: Du kannst deine Haut pflegen. Es gibt dafür spezielle »Mama-Cremes«. Welche du da nimmst, entscheidet deine - vermutlich gerade ziemlich empfindliche - Nase. Natürlich kannst du ganz leicht massieren und du solltest die Haut auch ein wenig zupfen. All das sollte sanft stattfinden.

Beobachte auch deine Haut. Es kann sein, dass sie sich in der Schwangerschaft etwas verändert. Dementsprechend müsstest du dann auch deine Hautpflege verändern. In welche Richtung da die Veränderung stattfindet, kann ich dir natürlich nicht sagen. Bei mir war es so, dass sie von Mischhaut zu normaler bis trockener Haut wurde. Das hat sich interessanterweise auch nach der Schwangerschaft nicht mehr verändert. Ich weiß von Mamas, bei denen sich kaum etwas verändert hat. Wie gesagt: Beobachte einfach deine Haut und handle entsprechend.

Gönn dir, sofern du eine Badewanne hast, ruhig hin und wieder ein Bad. Natürlich solltest du sicherheitshalber deinen Arzt befragen, aber das gilt ja für alle Tipps. Wenn du dir unsicher bist oder dich nicht so wohl mit etwas fühlst, dann lass es oder frag deinen Arzt. Klar ist: Grundsätzlich spricht erstmal nichts gegen eine schöne Badewanne. Für mich war es etwas ungewöhnlich, dass ich nicht mehr so heiß baden durfte. Denn die große Hitze ist nicht nur für deinen Kreislauf zu belastend. Auch dein Baby kann damit nicht so gut umgehen. Das bedeutet nicht, dass du kalt baden musst. Das sowieso nicht. Aber eher lauwarm bis warm sollte es sein. Ich selbst habe zu Anfang der Schwangerschaft noch öfter mal gebadet, dann im Lauf des Sommers eher weniger. Es war mir an sich einfach schon zu warm und mir reichte dann oftmals einfach eine lauwarme Dusche.

Auch beim Duschen solltest du

die Temperatur ein wenig anpassen. Ich zum Beispiel dusche normalerweise sehr heiß. Das ging dann in der Schwangerschaft natürlich nicht mehr. Zum einen wäre es für unseren Kleinen nicht gerade toll gewesen und zum anderen habe ich irgendwann bemerkt, dass mein Kreislauf da nicht so toll drauf reagiert. Das bedeutet nicht, dass ich völlig kalt geduscht habe. Vielmehr habe ich einfach die Temperatur ein wenig herunter geregelt. Das bedeutet außerdem nicht, dass du auf jeden Fall kälter als gewöhnlich duschen oder baden musst. Wenn du ohnehin schon die hohen Temperaturen meidest, musst du natürlich nichts verändern. Es gilt der gleiche Tipp wie bei allen anderen Dingen: Hör auf deinen Körper. Das ist vermutlich der eine Tipp, der für alle Dinge in der

Schwangerschaft gelten sollte. Du solltest darauf achten, ein gutes Gefühl für deinen Körper zu entwickeln, sofern du das noch nicht hast. Dein Körper kommuniziert ständig mit dir und wenn du ein wenig darauf achtest, was dich beispielsweise ermüdet, stresst, sich auch nur ein wenig unangenehm anfühlt und ähnliches und das dann natürlich auch meidest, veränderst, anpasst, wirst du feststellen, dass es dir immer besser geht.

Damit will ich nicht sagen, dass es jeder Schwangeren immer nur gut gehen muss, wenn sie nur alles richtig macht. Natürlich gibt es auch in Schwangerschaften Komplikationen und die führen logischerweise dazu, dass man sich unwohl fühlt. Es geht hier immer um die gesunde Schwangere, die einfach einiges dafür tun kann, dass es ihr gut geht.

Es sich gut gehen lassen

Ja wie, Körperpflege und dann sollst du es dir auch noch gut gehen lassen? Es klang ja schon an: Wenn dein Baby da ist, wird sich in deinem Leben viel verändern. Besonders dein oder euer Fokus. Du wirst dich voll und ganz auf dein Baby einlassen und viel Zeit damit verbringen. Das ist okay und sogar gut so. Allerdings bedeutet das auch, dass viel von der Zeit, die du bisher für dich aufgewendet hast, dann einfach nicht mehr für dich zur Verfügung steht. Ich weiß von Mamas, die sich eine Liste von Dingen gemacht haben, die sie noch tun wollten, bevor das Baby da ist. Das sollten logischerweise Dinge sein, die auch in der Schwangerschaft gehen.

Für uns war das beispielsweise eine letzte Reise ohne Baby ins Disneyland Paris. Für dich bedeutet es vielleicht ein Wellnesswochenende, ein verlängertes Wochenende an einem Platz, den du schon immer mal besuchen wolltest. Wie gesagt, solange das mit der Schwangerschaft kompatibel ist, ist das alles okay und sogar gut für dich. Ich habe immer wieder Menschen gehört, die anmerkten, ob das wohl für das Baby so gut ist. Ich kann dazu nur eins sagen: Solange du gesund bist und es dem Baby gut geht, ist alles gut für das Baby, was dafür sorgt, dass du dich wohlfühlst - natürlich nur solange, wie das weder Drogen noch Alkohol oder andere zweifelhafte Substanzen sind. Wie ich bereits mehrfach anführte, ist es einfach nur wichtig, dass du auf deinen Körper hörst. Und solange das Baby aktiv und munter wirkt, sobald es sich spürbar bewegt, ist wirklich alles prima. Niemand kann in deinen Körper reinspüren. Das kannst nur du. Und dazu gleich noch ein Tipp: Gewöhn dir am besten gleich ein dickes Fell an, was schlaue Tipps angeht. Das geht erstaunlicherweise in der Schwangerschaft los und hört auch nicht auf, wenn das Baby da ist. Es würde zu weit führen und könnte ganze Bücher füllen, was man alles hört. Experten, so weit das Auge reicht.

Also, du sollst es dir gut gehen lassen. Wenn du ein Mensch bist, der gut mit Listen arbeiten kann, dann leg dir eine Liste an. Besprich gegebenenfalls mit deinem Partner, was er für Vorstellungen hat. Denn auch für den Papa verändert sich vieles. Er erlebt zwar keine Veränderung am eigenen Körper. Aber sein Leben verändert sich insofern, als dass er da plötzlich Rücksicht auf zwei Menschen nehmen muss. Ganz so spontan wie früher wird es alles nicht mehr sein. Tasche schnappen und los? Eher Baby wickeln, hat Baby nochmal Hunger? Wickeltasche kontrollieren, schauen, ob man überhaupt öffentlichkeitstauglich ist, Baby einpacken, Moment, hab ich alles Spielzeug, Spucktuch, sicherheitshalber eine Decke, Tragetuch? So ungefähr.

Unter dieser Rubrik fasse ich aber auch andere Dinge zusammen: Verabrede dich mit Freundinnen, geht shoppen, trinkt einen Kaffee, esst Kuchen, redet, lacht und genießt das Leben. Trefft euch gemeinsam mit Freunden, macht kleine Ausflüge. Ich persönlich hatte auch immer noch die Liste der Dinge im Kopf, die noch erledigt werden müssen. Manchmal lässt sich da ganz nett etwas kombinieren. Ihr seid gerade beim Shoppen und eigentlich fehlt noch diese oder jene Kleinigkeit? Andere Stadt, andere Möglichkeiten: Vielleicht besitzt dein Baby dann irgendetwas von einem der »Ich lasse es mir gut gehen«-Ausflüge. Ich finde so etwas immer schön.

Wenn du diese Tipps beherzigst, läufst du weniger Gefahr, dass du, wenn das Baby da ist, das Gefühl hast, du hast etwas verpasst.

Sprich drüber (Ängste)

Mal etwas ganz anderes: Ja, ein Baby zu bekommen, ist in der Regel etwas Wunderschönes. Es ist ganz toll, dass man da einen kleinen Nachwuchs hat, der einen, wenn alles gut läuft, anhimmelt. Und doch ist das alles etwas, was du noch nie erlebt hast. Das geht damit los, dass du plötzlich mindestens einmal im Monat beim Arzt bist. Ich war vorher noch nie so oft beim Arzt. Zwar waren das alles positive Termine, aber es war ungewohnt.

Und dann ist da noch dieser Termin, der unaufhaltsam auf dich oder euch zukommt: die Entbindung. Am Anfang habe ich immer abgewunken und habe gesagt »Ach, das ist doch noch so lange hin, da mach ich mich jetzt doch noch nicht verrückt mit.«

Irgendwann ist aber das erste Trimester rum, das zweite und schwupps, schon bist du im letzten Drittel der Schwangerschaft.

Natürlich, du bereitest dich und alles vor. Aber machen wir uns nichts vor: Die Geburt ist ein Punkt, über den man schon so viele Mythen gehört hat und es ist etwas, was man beim ersten Kind noch nie erlebt hat. Da ist es nur logisch, dass auch einmal Ängste auftauchen. Vielleicht hast du auch ein bisschen Angst davor, wie das alles mit dem Baby werden soll. Werde ich eine gute Mama sein? Werde ich meinem Baby den Start ins Leben ermöglichen können, den ich mir wünsche? Wie wird mein Alltag werden? Wie werden meine kinderlosen Freundinnen reagieren? Werde ich auch nur annähernd genügend Schlaf bekommen und wie werde ich mit eventuellem Schlafmangel umgehen? Wie wird meine Partnerschaft sein? Werde ich nur noch »die Mama« sein oder behalte ich meinen ursprünglichen Namen?

Du siehst, es gibt viele Fragen und das hier ist nur ein kleiner Ausschnitt davon. Und wenn du mit deinem Partner sprichst, kommen da vielleicht noch ganz andere Dinge ans Licht. Wichtig ist: Sprich darüber.

Ich habe es so gemacht: Dinge, die die Partnerschaft und unser gemeinsames Leben angingen und auch einige andere habe ich mit meinem Mann besprochen. Wir haben uns geeinigt, dass wir uns jederzeit aussprechen können. Schließlich sollte niemand mit einem mulmigen Gefühl leben müssen. Und oftmals haben sich Bedenken und Sorgen aufgelöst, sobald sie ausgesprochen waren. Und dann waren da noch Dinge, die ich mit anderen werdenden Mamas besprochen habe, die mit meiner Mutter oder meiner Schwester thematisiert wurden, einfach weil die schon Kinder haben. Manchmal konnten sie Bedenken mit ein oder zwei Sätzen ausräumen.

Es ist ganz wichtig, dass du dir Ansprechpartner suchst, die für die jeweilige Situation kompetent sind. Da gibt es Themen, die solltest du mit dem Arzt oder einer Hebamme besprechen, etwa wenn es um die konkrete Schwangerschaft oder die Geburt geht. Dann gibt es rein psychologische Sachen, die mit deinem Partner oder anderen Personen mal angesprochen gehören. Wichtig ist nur, dass du darüber sprichst. Denn wenn du das nicht tust, wird das

Schreckgespenst immer größer. Du denkst nachts darüber nach und bekanntlich sind nachts alle Katzen grau. Am nächsten Tag gehst du mit der gleichen Sorge in den Tag, nur dass du sie über Nacht mindestens verdoppelt hast. Irgendwann fühlst du dich sogar körperlich unwohl und nimmst »Symptome« wahr, die völlig unnötig sind. Reden ist also in der Schwangerschaft noch wichtiger als vorher.

Und was ist, wenn sich der werte Papa aus dem Staub gemacht hast? Dann ist es noch wichtiger, dass du dir gute Ansprechpartner suchst. Denn die wirst du auch brauchen, wenn das Baby erst da ist.

Die Begleitung

Machen wir uns nichts vor: Die Geburt ist ein sehr persönlicher Moment. Du wirst Hilfe brauchen können. Denn selbst, wenn alles schnell geht, wird es anstrengend werden. Überleg dir also, wen du in diesem Moment bei dir haben willst. Für sehr viele Mamas ist die Antwort ganz logisch: den Partner. So war das auch bei mir. Es gab gar keine Diskussionen. Mein Mann wollte und sollte dabei sein.

Aber was, wenn der Papa nicht möchte oder du ihn, warum auch immer, nicht dabei haben möchtest? Auch das habe ich im Kreis der Mamas erlebt. Eine Mama wollte es lieber alleine machen. Das war auch in Ordnung. Manche Mamas möchten ihre Mutter dabei haben oder eine Freundin.

Gesetzt also den Fall, dass es nicht der Papa sein soll, der dabei ist, überleg dir Folgendes: Wer glaubt immer und unverbrüchlich an dich? Wem traust du zu, dass er auch in einer so stressigen Situation, wie es nunmal werden kann, einen annähernd ruhigen Kopf behält? Wer schafft das auch über Stunden? Wem kannst du so sehr vertrauen, dass er in diesem vermutlich wichtigsten Moment in deinem bisherigen Leben bei dir sein darf und soll? Wer kann sich auch einmal völlig zurücknehmen und dafür sorgen, dass es jetzt nur um dich geht? Wer schafft es immer, dich aufzumuntern, wenn du mal nicht mehr mitmachen magst?

Es könnte sein, dass du bisher der Meinung warst, dein Partner ist auf keinen Fall dabei und wenn du diese Fragen beantwortest, stellst du fest »Oh hoppla, all das ist mein Schatz.« So eine Entscheidung wie diese hast du noch nie getroffen. Da kann es schon einmal sein, dass du dich doch umentscheidest. Effektiv empfahl eine Hebamme, dass man als wichtigste Frage beantworten sollte, wer immer an dich glaubt. Da habe ich mich zuerst gefragt, was das soll. Sie sagte, Untersuchungen hätten gezeigt, dass es eine Geburt sogar verzögern kann, wenn man jemand dabei hat, der irgendwie an einem zweifelt. Machen wir uns nichts vor: Du hast da echt eine Aufgabe vor dir, die mit nichts vergleichbar ist. Da wäre ein wenig - eher viel - positive Bestärkung gut. Denn es kann bei jeder werdenden Mama einmal zu dem Punkt kommen, dass sie sagt »So, genau jetzt mag ich nicht mehr.« Wenn deine Begleitung dann antwortet »Recht hast du, ist auch nervig.«, kannst du dir vorstellen, dass das eher hinderlich wäre. Wenn diese Person dann aber sagt »Doch, du bist toll, du kannst das. Komm, wir machen weiter.«, dann fühlst du dich wie Superwoman und weiter geht es.

Für mich war es gut, dass wir die Frage relativ zu Beginn der Schwangerschaft geklärt hatten. Damit war diese Frage beantwortet und ich konnte mich um andere Dinge kümmern. Wenn die Frage immer und immer im Raum steht, kann das auch einmal zu Stress führen. Ich habe sogar von Frauen gehört, die so lange mit der Frage um die Begleitung gezaudert haben, dass sie letzten Endes sogar übertragen haben, also ihr Kind später als geplant bekommen haben.

Das willst du nun wirklich nicht.

Also: Kläre das. Im Notfall kannst du deine Entscheidung noch einmal umwerfen, aber für den Moment solltest du dir schon einmal sicher sein, wer an deiner Seite sein soll, wenn das kleine Wunder bei dir ankommt.

Der Kurs

Auch wieder etwas, was man immer wieder hört: Kümmer dich frühzeitig um den Vorbereitungskurs. Das ist kein Witz. Ernsthaft: Kümmer dich wirklich früh darum. Und mach das wirklich fix, lass dir bestätigen, dass du bei dem Kurs, für den du dich anmelden wolltest, auch angemeldet bist.

Warum sage ich das? Aus Erfahrung. Ich hatte mich recht früh telefonisch für einen Kurs angemeldet und dann sollten wir, ebenfalls telefonisch, den

Starttermin durchgegeben bekommen. Als ich auch vier Wochen später noch nichts gehört hatte, wurde ich skeptisch und rief noch einmal an. Es stellte sich heraus, dass etliche Anmeldungen verloren gegangen waren. Man arbeitet da mit Menschen und da können Fehler vorkommen. Das ist alles kein Vorwurf und letzten Endes hat ja noch alles geklappt. Es wurde noch ein Kurs organisiert und alles war gut.

Brauchst du überhaupt so einen Kurs? Letztlich kann ja doch alles anders kommen. Das stimmt. Aber dieser Kurs vermittelt einfach etliches Wissen, wie eine »normale« Geburt abläuft und das ist gut, zu wissen. Du lernst in dem Kurs außerdem etliche Atem- und Entspannungstechniken. Und du wirst hören, dass du beziehungsweise ihr, das zu Hause üben sollt. Die meisten Kurse bieten auch ein oder zwei Termine mit der jeweiligen Begleitung an. Das ist auch gut so. Denn bei diesen Terminen können auch diese Menschen mal ihre Sorgen und Fragen loswerden und sie bekommen kompetente Antworten. Du kannst deinem Partner auch ruhig sagen, dass dir bewusst ist, dass er sich in der Situation merkwürdig fühlt. Meistens ist es nämlich so, dass sich die Mädels schon etwas kennen und nun sieht man zum ersten Mal das »Gegenstück« dazu. Zur Beruhigung: Es geht quasi allen Männern so. Wichtig ist, dass man wirklich mal alle Fragen auf den Tisch bringt. Es gibt nichts Merkwürdiges. Das gilt übrigens auch für dich selbst. Woher sollt ihr denn wissen, woran man merkt, dass es jetzt wirklich losgeht? Oder wie sich dieses oder jenes anfühlt, wie lange bestimmte Dinge brauchen?

Ob du oder ihr dieses Wissen unter der Geburt anwenden könnt, das weiß niemand. Aber du hast einfach ein paar Alternativen und musst nicht erst dann, wenn es schon fast zu spät ist, die Hebamme fragen »Und nun?!« Ihr seid vorbereitet und könnt euch zumindest ein Stück weit auch mal selbst helfen. Mein Mann beispielsweise sagte, so richtig konkret habe er gar nichts gebrauchen können, weil es dann mit sechs Stunden ja doch alles verhältnismäßig schnell ging. Er sagte aber auch, dass er im berüchtigten Fall der Fälle gewusst hätte, was zu tun sei. Außerdem - und da sind wir uns einig - konnten wir die unterschiedlichen Stadien und was da so alles passierte, deutlich besser einschätzen.

Aber auch, wenn du nicht, wie ich, alles so genau wissen musst: Du lernst einige Entspannungstechniken, die du unter der Geburt prima brauchen kannst. Denn bei aller Anstrengung - das, was dich letztlich wirklich weiterbringt, ist eine gute Kontrolle über deinen Körper und die Fähigkeit, dich auf den Punkt entspannen zu können.

Gut vorbereitet ist die halbe Miete

Insgesamt lässt du dich da, sind wir mal ehrlich, auf eine ziemliche Reise ins Ungewisse ein. Das ist schön und genau das, was du bestenfalls wolltest.

Umso wichtiger, so habe ich das erlebt, ist es, dass ansonsten alles gut vorbereitet ist. Um ehrlich zu sein, bin ich da etwas lockerer drangegangen. So stand ich letztlich schon relativ am Ende der Schwangerschaft und habe erst dann das Zimmerchen so richtig fertig bekommen. In der Rückschau würde ich sagen, dass das schon ein ziemlicher Stressfaktor war. Was ich dir also gerne mit auf den Weg geben möchte: Bereite ruhig alles sehr zeitig vor. Denn wenn du in der Schwangerschaft noch nicht so weit bist, kannst du dich noch besser bewegen. Das bedeutet nicht, dass du deshalb schwerer heben darfst. Nein, darfst du nicht. Aber du kannst dich leichter bewegen und bist nicht ganz so schnell aus der Puste. Natürlich hatte ich Hilfe beim Aufbauen des Zimmers. Keine Schwangere sollte ein Gitterbettchen oder einen Schrank, auch wenn es ein Kinderschrank ist, alleine durch die Gegend wuppen. Aber ich musste ständig sitzen und war viel schneller erledigt. Auch das Streichen des Zimmers war eher anstrengend.

Auch die Kliniktasche sollte rechtzeitig bereit stehen. Denn bedenke: Alles ab der 38. Woche fällt unter »termingerecht«. Wenn sich dein Baby also zwei Wochen vor dem Termin auf den Weg zu dir macht, willst du dann noch durch die Wohnung rennen und alles zusammenwerfen? Im Internet gibt es eine Menge Listen, was sinnvoll ist, dabei zu haben. Ich selbst hatte ein kleines Buch, das »Mein Begleiter durch die Schwangerschaft« heißt. Darin konnte ich viele kleine Tipps für den Alltag finden. Der Mutterpass hatte darin Platz und auch die Ultraschallbilder. Ein herrliches kleines Teil, das mich immer wieder so unglaublich erfreut hat. Was ich aber sagen will: Darin fand ich auch eine Liste, die die Sache auf das Wesentliche zusammengefasst hat. Viele Listen lasen sich für mich so, als ob ich auf einen Wellnessurlaub gehe. Ja, man geht da auf eine großartige Reise. Aber man braucht erstaunlich wenig. Einiges war gut, dabei zu haben. Beispielsweise mein Notladegerät für das Handy. Dann waren da aber auch die Sachen, die ich sowohl im

Kurs als auch auf meiner Heldenliste fand, die ich dann aber zumindest im Kreißsaal gar nicht brauchte. Müsliriegel und Traubenzucker zum Beispiel. Da spielt sicher auch mit hinein, dass es bei uns ja alles in allem nur sechs Stunden dauerte. Wäre ich über 24 Stunden am Tun gewesen, hätte das eventuell etwas anders ausgesehen. Das will ich nicht bestreiten. Und da spielt es auch wieder rein: Gut vorbereitet ist die halbe Miete. Ich fühlte mich sehr sicher. Ich war auf alle Eventualitäten vorbereitet und wusste, wenn ich etwas brauche, habe ich es dabei. Ob das nun für mich oder unser Baby war.

Und das gilt für noch mehr: Da ist die Anmeldung in der Klinik, die rechtzeitig erfolgen sollte. Viele Kliniken geben eine Mindestwoche vor. Was du oder ihr aber auf jeden

Fall tun könnt: Schaut euch Krankenhäuser und deren Entbindungsstationen an. Die meisten Kliniken bieten Infoabende an. Wir hatten Glück und die erste Klinik war es gleich. Ich habe aber von Paaren gehört, die sich wirklich viele Kliniken in der Umgebung angesehen haben. Wenn sich da die Infoabende überschneiden und man ist spät dran, hat man ein Problem. Und das wollen wir vermeiden, wie wir ja überhaupt alles vermeiden wollen, was Stress bedeutet.

Es ist auch die Anmeldung beim Vorbereitungskurs. Du möchtest nicht letzten Endes auf einen Crashkurs angewiesen sein, obwohl dieses Haurruck-Vermitteln von Wissen eigentlich gar nicht deins ist.

Wenn du mit Listen arbeiten kannst, mach dir eine Liste. Noch ein kleiner Tipp am Rande: Mach dir auch eine Liste, wen du auf welchem Weg über die Ankunft des neuen Erdenbürgers informieren möchtest. Im ersten Flash denkst du nämlich vielleicht an deine Familie und die engsten Freunde. Da sind aber auch noch andere, die man auch informieren möchte, die man aber nicht so unmittelbar »auf dem Schirm« hatte. Und wir möchten ja nun wirklich niemand mit einer vergessenen Information über unseren Nachwuchs vor den Kopf stoßen.

Die Klinik

Bevor du dich endgültig für eine Klinik entscheidest, solltest du dir selbst ein paar Fragen beantworten. Das gilt außerdem nur, wenn du nicht durch Sachzwänge wie wahrscheinliche Komplikationen zu einer bestimmten Klinik gezwungen bist.

- Legst du Wert auf viel
  Selbstbestimmung oder
  möchtest du den Ablauf
  weitgehgend vorgegeben
  bekommen?
- Legst du Wert auf natürliche
  Geburtshilfe oder darf man dir
  mit »sowas« gar nicht
  kommen?
- Möchtest du gerne stillen und
  hättest gerne eine
  entsprechende Unterstützung
  dabei?
- Stellst du dir eher ein großes
  oder ein kleines Klinikum vor?
- Soll dir Entbindungsstation mit
  möglichst vielen oder eher
  wenigen Entbindungen pro
  Jahr werben?
- Möchtest du unbedingt eine
  Neonatologie
  (Neugeborenenstation)
  angeschlossen haben oder

reicht dir eine solche Station
in der Nähe?

Nicht zuletzt gilt: Wenn du dich
am Infoabend in einer Klinik direkt
wohlfühlst, dann ist das auch die
richtige Klinik. So ging es uns
beispielsweise. Letztlich haben wir
in einer Klinik entbunden, die wir so
gar nicht auf dem Schirm hatten.
Nur eine mehrfache Empfehlung
und ein günstig gelegener
Infoabend brachten uns zu dieser
tollen Entscheidung.

Wir haben uns letztlich für eine
»zertifiziert babyfreundliche«
Entbindungsstation entschieden.
Das bedeutet, dass diese Klinik
spezielle Kriterien erfüllt, also etwa
intensives Bonding, starke
Stillförderung und auch auf der
Mutter-Kind-Station eine tolle
Atmosphäre.

Du suchst eine solche Station in

deiner Nähe? Diese Seite hat die Informationen toll aufbereitet. Darüber hinaus gibt es auch eine Adressliste zertifiziert babyfreundlicher Häuser: http://goo.gl/T8ifPf

Der Endspurt - die magischen »letzten 4 Wochen«

Die allermeisten Tipps, die man so für eine »leichte Geburt« liest, beziehen sich auf die letzten vier Wochen. Und diese Tipps habe ich sogar genau so eingehalten. Was soll ich sagen: Es hat wirklich etwas gebracht.

Akupunktur

Es gibt zwei Dinge, so sagte eine Hebamme im Vorbereitungskurs, die sie beim Befund ertasten kann. Eine davon ist die geburtsvorbereitende

Akupunktur. Grundsätzlich gibt es wohl auch Ärzte, die das anbieten. Ich rate dennoch zu einer Hebamme. Zum einen, weil diese andere Sätze haben und zum anderen hatte ich den Eindruck, dass die Ausbildung oftmals fundierter ist. Ich jedenfalls war bei einer Hebamme im Klinikum meiner Wahl. Das hatte den zusätzlichen Vorteil, dass ich immer mal wieder Hebammen dort gesehen und gesprochen habe. So kannte ich einige Hebammen vorher schon. Letztlich war bei uns dann eine andere dabei, aber ich hatte ein Gefühl für das Team und war dann auch schon hin und wieder mal vor Ort. Dabei gibt es ein bestimmtes Muster, in dem die Nadeln gesteckt werden. Los geht es oftmals so in der 36. Woche und dann eben vier Termine, jede Woche einer. Manche

Krankenkassen übernehmen die Kosten für die geburtsvorbereitende Akupunktur. Aber letztlich bewegt sich das auch alles in einem Rahmen, den man sich durchaus mal leisten kann.

Die Akupunktur bereitet deinen Körper auf eine leichtere Eröffnungsphase vor. Ich bin mir nicht so sicher, ob man daran glauben muss oder ob es immer hilft. Bei mir war es zumindest so, dass es sich wirklich positiv ausgewirkt hat.

Wichtig auch: Plan am besten nach dem Akupunkturtermin nichts unmittelbar ein. Ich zumindest war danach immer total müde. Beim ersten Mal hab ich mich hingelegt und geschlafen. Später habe ich dann eine andere Mama aus dem Vorbereitungskurs getroffen und unsere Termine lagen immer so geschickt, dass wir hinterher noch einen gemeinsamen Spaziergang machen konnten. Aber danach habe ich dann wirklich auch geschlafen.

Himbeerblättertee

Die zweite Sache, die die Hebammen beim Befund tasten können, ist Himbeerblättertee. Du bekommst Himbeerblätter in der Apotheke. Ein mittelgroßer Beutel sollte reichen. Auch dieser Tee verkürzt und erleichtert die Eröffnungsphase. Und auch dieses kleine Hilfsmittel, das man sich schon mal gönnen kann, lässt sich so leicht umsetzen, dass ich es einfach gemacht habe. Ich dachte mir: Wenn das helfen kann, dann soll es das bitte auch tun. Ich habe also einfach alles dafür getan, dass mein Körper es am Ende ein wenig leichter hat.

Und so funktioniert er:

Vier Wochen vor Termin: jeden Tag eine große Tasse über den Tag verteilt

Drei Wochen vor Termin: jeden Tag zwei große Tassen über den Tag verteilt

Zwei Wochen vor Termin: jeden Tag drei große Tassen über den Tag verteilt

Eine Woche vor Termin: Hier gilt das Motto »gib alles«, denn da darfst du so viel von diesem Tee trinken, wie du eben magst. Ich habe mir jeden Vormittag eine große Kanne und jeden Nachmittag noch eine gemacht.

Der Tee schmeckt eigentlich ganz gut. Vermutlich wird er nicht mein absolut erklärter Lieblingstee werden, aber ich finde, man kann ihn ziemlich gut trinken. Und wenn man sich dann noch bewusst macht, dass man gerade sehr viel dafür tut, dass man es bei der Geburt leichter hat, dann geht er noch einmal leichter runter.

Sonstiges

Vier Wochen vor der Geburt solltest du auch das Magnesium absetzen. Alles, was es bisher gefestigt und festgehalten hat, darf jetzt locker werden und absinken. Du stehst relativ kurz vor dem Termin und alles, was jetzt festhält, ist eher kontraproduktiv. Keine Panik: Nur weil du das Magnesium absetzt, bekommst du nicht schlagartig heftige Wehen und es zerreißt dich beinahe. Dabei bin ich auch wieder schrittweise vorgegangen. Ich habe also in der ersten Woche von zwei auf eine Portion Magnesium reduziert und es erst dann komplett weggelassen. Tatsächlich ist es aber wichtig, zu reduzieren und es dann ganz wegzulassen. Denn das Magnesium festigt die Strukturen und zur Entbindung möchtest du nicht mehr sehr gefestigt sein. Alles, was dann nämlich noch fest ist, musst du mühsam loslassen und das kostet dich wieder wertvolle Zeit.

Rückzug (ab Termin)

Wenn es eine Sache gibt, die ich dir unbedingt ans Herz legen möchte, dann diese: Ab dem offiziellen Termin solltest du dich zurückziehen. Egal, ob du deinen Leuten gesagt hast, wann der Termin ist oder nicht - du und gegebenenfalls dein Partner könnt jetzt alle Ruhe und alle Kraft für euch brauchen.

Klar: Jeder meint es gut mit seinen Fragen, ob das Baby schon da ist. Aber machen wir uns nichts vor: Leider sind wir gerade nicht in der Verfassung, auf tausend Nachrichten am Tag mit Langmut zu reagieren und in aller Ruhe mitzuteilen, dass das Baby, nein, noch nicht da ist, man würde schon Bescheid sagen, wenn. Und man möchte auch nicht Gott und der Welt mitteilen »Leute, es geht los.« Natürlich, Ausnahmen bestätigen die Regel und manche posten das sogar bei Facebook. Ich will das nicht verurteilen, das soll wirklich jeder so machen, wie es ihm gut tut.

Für mich persönlich war es angenehm, einfach ein paar Tage meine Ruhe zu haben. Ich habe sämtliche Messenger auf lautlos gestellt, kaum noch in meine Mails geschaut und mich auch sonst ziemlich unsichtbar gemacht. Das bedeutete für mein Umfeld eine starke Umstellung, weil ich sonst sehr kommunikativ und beinahe ständig verfügbar bin. Das hatte sich dann einfach geändert. Mein ganzes Leben stand schließlich kopf und ich wollte davon jede Minute genießen. Es bedeutet ja nicht zuletzt auch die letzte berechenbar wirklich freie Zeit mit deinem Partner. Danach werdet ihr freie Zeiten haben, wenn ihr einen Babysitter, Oma, Opa, Tante, Onkel, Freundin habt. Ansonsten ist da dieses zauberhafte kleine Wesen, auf das ihr euch gefreut habt. Dennoch bedeutet es, dass ihr eben nicht mehr »wir zwei«, sondern »wir drei« seid. Solche Dinge darf man sich ruhig auch mal bewusst machen.

Ich war dann sogar kaum noch bei Facebook und wie die ganzen sozialen Netzwerke heißen. Die Leute mussten sich daran gewöhnen, dass ich jetzt den Takt vorgebe und dass ich eben nicht mehr einfach so verfügbar bin. Dabei geht es um ein paar Tage und ich denke, wer das nicht aushält, hat ein ganz anderes Problem.

Als kleinen Notfallanker hatten wir das Handy meines Mannes vereinbart. Er hat den »innersten Kreis« hin und wieder auf dem Laufenden gehalten, beispielsweise während ein weiteres CTG lief oder wenn die Hebammen geschaut haben, ob mit unserem Kleinen nach wie vor alles toll ist.

Nutzt diese gemeinsame Zeit für Dinge, die ihr jetzt unbedingt noch tun wollt. Vielleicht sind das gemeinsame Spaziergänge oder schonende Shoppingbummel. Vielleicht ist es »gemeinsam auf dem Sofa sitzen und dummes TV schauen«. Oder weil das Wetter toll ist, wollt ihr auf dem Balkon relaxen. Was es auch ist: Wenn nicht jetzt, wann denn dann?

Mir hat dieser kleine Rückzug ganz am Schluss nochmal unglaublich viel Kraft gegeben. Wir haben darüber gesprochen, was wir erwarten, wie wir uns fühlen. Wir haben uns auch mal gesagt, dass wir ganz schön aufgeregt sind. Ich konnte einfach mal zugeben, dass ich vor der Zeit mit dem Baby überhaupt keine Angst habe, aber sobald ich an die Geburt an sich denke, ziemliches Muffensausen bekomme. Das war okay.

Vielleicht magst du jetzt auch nicht so viel reden und du ziehst dich auch mal einfach alleine zurück. Wichtig ist: Sprecht darüber, wie ihr das jetzt machen wollt. Und wenn ihr euch morgen genau gegenteilig entscheidet, dann ist das okay. Es ist überhaupt okay, sich in dieser Phase viel neu zu entscheiden.

Und damit auch den Leuten in den sozialen Netzwerken klar wurde, dass es sinnlos ist, mich jeden Tag anzuschreiben »Na, ist es schon da?«, habe ich für eine bestimmte Zeit sogar mein Profilbild verändert. Dort war dann zu lesen »Keep calm. I'm still pregnant. Baby will come when Baby is ready.«

Wir hatten dazu ja noch die Sondersituation, dass meine Frauenärztin den Termin um eine Woche vorverlegt hatte. Das bedeutete eine Woche Stress für uns. Da ich auch ohne psychische Erkrankungen, weder bei uns noch in der Familie und auch ohne sonstige Risikofaktoren bis auf die Tatsache, dass ich eben über 35 war, hieß das für mich, dass ich eine Woche lang jeden Tag in die Klinik zum CTG musste. Letztlich hat sich unser Kleiner dann aber doch daran gehalten und kam zum zuerst errechneten Termin, ganz genau sogar. Da hätten wir uns den ganzen Stress ja sogar sparen können. Insofern hatte sich jeder auf den verschobenen Termin eingestellt. Ich hatte mich zwar mit den Vorbereitungen auch darauf eingestellt, hatte aber innerlich dieses Gefühl, dass es noch ein paar Tage dauern würde.

Sanfte Wehenförderung

Wenige Tage vor der Geburt hieß es dann tatsächlich bei einer der Untersuchungen, es müsste im Prinzip sofort eingeleitet werden, aber natürlich könnte man mich zu nichts zwingen. Das war diese eine legendäre Untersuchung, zu der mein Mann aus beruflichen

Gründen nicht mitkommen konnte. Und dann natürlich gleich sowas. Ein anfänglich aufgekommenes Gefühl von Panik bekämpfte ich, indem ich mir selbst Mut zusprach. Nun hatte ich doch all die Monate ohne jegliche Komplikation geschafft. Warum sollte sich das jetzt ändern? Alles fühlte sich gut an. Ich spürte unser Baby und es fühlte sich auch alles gesund an. In nochmaliger Rücksprache mit einer der Hebammen, die ich aus dem Vorbereitungskurs kannte und natürlich auch in Rücksprache mit meinem Mann entschied ich mich, nicht einleiten zu lassen. »Baby will come when Baby is ready« - das sollte nicht umsonst gepostet worden sein.

Aber da ich ja auch grundsätzlich ein Mensch bin, der gerne die Fäden in der Hand hat, ließ ich mich auf eine sanfte

Wehenförderung ein. Das würde nichts überstürzen und könnte doch etwas hilfreich sein. Zunächst gab es ölgetränkte Tampons. Die sollte ich wie ganz normale Tampons benutzen und einfach darauf achten, dass sie nicht zu lange im Körper blieben. Es sollte auch nicht dauerhaft ein Tampon eingesetzt bleiben, sondern immer nur so zwei am Tag und dann für ein paar Stunden. Das hab ich auch gemacht. Es tat sich aber nichts.

»Baby will come when Baby is ready« - dieser Satz wurde in diesen Tagen mein kleines Mantra. Das Baby würde kommen, wenn es fertig wäre. Mein Körper hatte vor der Schwangerschaft wie ein Uhrwerk funktioniert. Nach mir konnte man die Uhr stellen. Wieso also sollte ich mich panisch machen lassen oder noch schlimmer mich selbst panisch machen? Es war alles gut, das hatte ich im Gefühl.

Natürlich gibt es Zusammenhänge, in denen wirklich vor dem Termin eingeleitet werden muss. Da gibt es Richtlinien, anhand derer entschieden wird. Und auch für mich hätte es unumkehrbare Tatsachen gegeben, denen ich mich nicht verwehrt hätte. Hätte mir jemand gesagt oder hätte ich auf dem CTG erkannt, dass unser Baby wirklich unterversorgt ist, das wäre so ein Grund gewesen. Hätte ich den Kleinen plötzlich kaum noch oder ganz schwach gespürt, das wäre auch ein Grund gewesen. Oder hätten sie mir Blut abgenommen und da wäre etwas bei herausgekommen. So solltest du das auch handhaben. Und - das vielgepriesene Gefühl für dich und deinen Körper. Du hast jetzt viele Wochen mit deinem Baby verbracht. Mit großer Wahrscheinlichkeit hast du sogar ein Gefühl für den kleinen Bauchbewohner.

Einen Tag vor dem eigentlichen Termin entschieden wir uns für eine weitere Maßnahme: Ich sollte mir einfach alle paar Stunden den Bauch einreiben lassen. Dazu bekamen wir einige Spritzen mit sogenanntem Ut-Öl mit. Dieses wirkt tatsächlich wehenfördernd. Man reibt den Bauch damit ein - Achtung, es riecht ziemlich intensiv. Es ist eine Mischung aus verschiedenen natürlichen Essenzen, die allesamt die Wehentätigkeit anregen, ohne es aber zu übertreiben. Ich sollte auch nicht Tampons und Einreibungen kombinieren. Schließlich wollten wir einen sogenannten

»Wehen-Sturm« vermeiden, also den Körper komplett überfordern. Außerdem sollte ich ein Heublumenbad nehmen. Aber wie gesagt: Nicht übertreiben. Also morgens ein Tampon, dann ein Bad, danach etwas einreiben und dann aber erstmal Ruhe.

Schon nach dem Bad und dem ersten Einreiben hatte ich das Gefühl, dass sich etwas tat. Es waren noch keine richtig starken Wehen, aber da zog plötzlich etwas. Außerdem bekam ich den guten Rat, mich abzulenken. Denn Tatsache ist: Wenn du die ganze Zeit wie gebannt auf deinen Bauch starrst und dich fragst »Hab ich da eben was gespürt?«, dann wird gar nichts passieren, weil du total verspannt bist. Und ich sagte es ja schon: Das Baby kommt in erster Linie durch Entspannung. Also suchte ich mir ein sehr spannendes

Buch heraus und begann, es zu lesen. Das hatte für mich den Vorteil, dass ich einerseits rein körperlich sehr entspannt war und andererseits auch gedanklich abgelenkt war. Nach dem ersten Ziehen ging ich außerdem nochmal in die Badewanne. Man sagte nämlich, dass die Wehen stärker würden, wenn es tatsächlich losging und quasi weggingen, wenn es noch etwas dauern würde. Bei mir würde es wohl noch etwas dauern.

Als der Tag dann immer weiter voranging, standen wir vor der Wahl: Einfach in die Nacht gehen, ohne dass etwas passiert war oder dem Ganzen noch etwas Vorschub geben? Mein Mann hatte eine gute Idee: Wir rieben mich noch einmal mit dem Öl ein und ließen es ein wenig einziehen. Dann fuhren wir auf einen Geburtstag in der

Familie. Das mag nun ein wenig absurd klingen, aber was würde wohl besser ablenken und mich entspannen? Ohne mich groß zurechtzumachen, fuhren wir los. Schon auf der Fahrt bemerkte ich ein etwas stärkeres Ziehen. Letztlich kann ich sagen, dass mir die Ablenkung und das sanfte Rütteln des Autos wirklich gut taten. Ich hatte eine Kleinigkeit gegessen und mein Mann hatte sich richtig gestärkt. Das würde sich später noch als gut erweisen.

Was das Fördern von Wehen angeht, so kann ich dir nur raten, jeweils in Absprache mit medizinischem Personal zu handeln. Was zu tun ist und was du überhaupt tun darfst, richtet sich sehr stark nach deinem Befund. Hebammen können da tolle Arbeit leisten. Sie lernen im Rahmen ihrer Ausbildung so viele verschiedene

Methoden, auch naturheilkundliche, dass sie, gegebenenfalls in Rücksprache mit anderen Hebammen tolle Tipps geben können. Uns jedenfalls hat es geholfen.

Es geht los und währenddessen

Irgendwann kommt dieser Punkt, an dem du eine ganz andere Form von Ziehen spürst. Man sagte uns immer, dass wir schon merken würden, wenn es richtige Wehen sind und nicht mehr nur Senkwehen. Ich konnte mir das nicht vorstellen, bis ich selbst richtige Wehen bekam. Es ist ein Gefühl, das man wirklich kaum beschreiben kann, aber wenn es soweit ist, weißt du »Okay, das ist es.« Eine Geburt kann auf unterschiedliche Weisen losgehen, mit einem Blasensprung oder mit

Wehen.

Bei uns war es auf besagtem Geburtstag soweit. Ich merkte, dass wir uns auf den Weg machen sollten, wenn nicht die gesamte Gesellschaft Bescheid wissen sollte. Also fuhren wir nochmal 20 Minuten, gingen zu Hause nochmal in Ruhe auf die Toilette und liefen zur Klinik. Der Fußweg war effektiv kürzer als der Weg mit dem Auto und Laufen soll ja bekanntlich auch förderlich sein.

In der Klinik gab es dann nochmal ein CTG, um zu sehen, ob es wirklich losginge, also um auch die Stärke der Wehen einschätzen zu können.

Kurz danach ging es dann wirklich los. Ich persönlich verwechselte dann noch einen Ausdruck: Wenn dir die Hebamme sagt, sie würde gerne einen »Zugang« legen, bedeutet das nicht, dass sie dir sofort eine PDA setzen möchte. Es bedeutet, dass sie dir einen Zugang in die Hand legen möchte, falls du später Schmerzmittel haben möchtest. Ich verweigerte den Zugang, weil ich ja ohne PDA entbinden wollte. Später wollte ich dann nämlich ein Schmerzmittel haben, dann gelang aber der Zugang in die Hand nicht mehr. So habe ich unseren Kleinen ganz ohne Schmerzmittel bekommen. Es gibt noch eine Menge anderer Möglichkeiten, beispielsweise Lachgas. Ich wollte aber kein Chemiebaukasten werden und hatte auch Bedenken, dass irgendwelche Medikamente bei unserem Kleinen landen. Zur Unterstützung bekam ich am Anfang Globuli. Eigentlich kann ich dir nicht einmal genau sagen, was das für Globuli waren. Sie hielten meinen Mann beschäftigt, der die

Verantwortung bekam, mir alle Viertelstunde acht Globuli zu geben. Das war gut. Ich bilde mir ein, dass sie geholfen haben.

Was ich dir wirklich sehr empfehlen kann, ist die Badewanne. Meine Hebamme hatte mir versucht, dazu zu raten. Allerdings hatte ich wirklich Angst davor, unser Baby in der Badewanne zu bekommen. Also wehrte ich mich sehr dagegen. Ein Machtwort der betreuenden Ärztin half mir dann. Sie sagte, dass wir so nicht weiterkommen und dass die Badewanne nun wirklich eine gute Idee sei. Sie versprach mir, dass ich das Baby auf keinen Fall in der Wanne bekäme. Effektiv wurden die Wehen in der Wanne stärker, aber das warme Wasser hat mich total entspannt und es ging dann auch wirklich sehr schnell voran.

Tatsächlich haben wir es dann bemerkt, dass der Kleine sich nun auf den Weg macht und wir gingen in den eigentlichen Kreißsaal. Drei Presswehen später war unser Kleiner da.

Ich will dir keine Illusionen machen: Presswehen sind kein Spaß. Jetzt gilt es, dich wirklich auf die volle Kraft deines Körpers zu verlassen. Die Hebamme ist dir da auch eine große Hilfe. Sie kann dir sagen, wann du Vollgas geben sollst und wann du langsam machen sollst. Es ist eine Anstrengung, aber sie ist alle Mühe wert. Wenn das kleine zauberhafte Wesen auf deiner Brust liegt, weißt du, wofür du all diese Anstrengungen auf dich genommen hast.

Ich wünsche dir von Herzen alles Gute und viel Erfolg dabei.

Aus der Sicht des Mannes

Das ist nun der Punkt, an dem die Frau, vielleicht schon hochschwanger, das Buch an ihren Partner weitergibt und meint »Schau mal, da hat sogar der Mann was über die Geburt geschrieben.«

Als klar war, dass meine Frau schwanger ist, war es für mich keine Frage, dass ich überall dabei sein wollte. Und das meine ich so. Ich war bei jeder Voruntersuchung, bei jedem Arztbesuch dabei. Einen einzigen Termin konnte ich nicht wahrnehmen, weil es beruflich nicht ging. Ich war auch bei den Vorbereitungskursen für die Geburt dabei. Und es war eine sehr spannende Zeit.

Doch es geht von Anfang los. Als meine Frau mir den Test mit dem eindeutigen Ergebnis

»schwanger« zeigte, veränderte sich meine Welt. Ab sofort war ich Vater. Okay, es war noch ziemlich klein, aber es wuchs. Die erste Untersuchung, da noch früh in der Schwangerschaft, vaginal mit einem Ultraschallstab, auch das war eine neue Erfahrung. Die Frauenärztin sagte »Herr Nastasi, da sehen Sie das Herz.« Ich sah wie gebannt auf den Monitor und meine Reaktion war anders, als sie es sich wohl gewünscht hatte. »Da pulsiert alles, ich meine, das ganze Gebilde bewegt sich. Ich sehe da kein Herz.« Die Frauenärztin beruhigte mich. »Das wird besser, wenn es größer ist.« Und liebe Männer, so war es auch. Schon beim nächsten Termin war deutlich zu erkennen, wo Kopf, Füße, wo Bauch und wo Nabelschnur sind. Sehr früh haben wir erfahren, dass es ein Junge ist.

Beim 3D-Ultraschall, eine sogenannte IGeL-Leistung, die man fürstlich bezahlen muss, winkte uns unser Baby zu. Da hatte es seinen ersten Namen: »Winky«.

Wir gehörten außerdem zu einer Risikogruppe der Gebärenden, da meine Frau für das erste Kind laut Statistik zwei Jahre über dem Schnitt war. Daraufhin wurden uns bei jedem Besuch ein ganzes Potpourri an kostenpflichtigen Zusatzuntersuchungen angeboten, von Spezialisten für das Down-Syndrom, »eine anerkannte Größe« und Spezialisten für Fehlbildungen »der hat seine Praxis in Mannheim, gleich um die Ecke«. Wir haben uns dagegen entschieden. Unsere Überlegung war folgende: Angenommen, einer dieser auch für die Frau nicht ungefährlichen Tests hätte gesagt, es gäbe eine Wahrscheinlichkeit von 10%, dass das Kind dieses oder jenes hat. Okay und dann? Wir waren uns sicher, dass wir unser Baby unter keinen Umständen abtreiben würden. Okay, für mich gab es einen einzigen Grund: Wenn das Baby meine Frau gefährdet hätte, dann hätte ich mich für meine Frau entschieden und gegen das Baby. Also haben wir uns das alles brav angehört und schnell wieder aus unseren Gedanken gelöscht.

Vorbereitungskurse für die Geburt: An zwei Terminen war ich mit einer Reihe anderer Männer anwesend. Wir erfuhren von einer Hebamme, wie das Kind, unser Kind, gerade in der Frau liegt und was genau bei der Geburt passieren wird. Erstaunlich, was da alles so abgeht. Alleine das war es wert, auf einen solchen Kurs zu gehen. Was dort über die »Hilfe« des Mannes bei der Geburt beigebracht wurde: anhören und vergessen.

Nach einer langen Warterei war es nun endlich soweit. Wir hatten, meine Frau wird es schon berichtet haben, von der besorgten Ärztin noch einen anderen Termin in den Mutterpass eingetragen bekommen. Das bedeutete für uns eine Woche lang Stress pur. Jeden Tag ging es zur Untersuchung. Gut, dass die Klinik in Laufnähe ist. Die Aufregung und die Spannung ist spürbar. Dann der errechnete wirkliche Geburtstag unseres Babys. Auch hier morgens wieder in die Klinik, alles okay. Gespräch mit der Hebamme - wir haben eine Spritze mit einem Öl zur Wehenförderung mitbekommen und wir sollten Bäder aus Heublumen nehmen. Außerdem riet sie uns zu einem Roman, einem spannenden Buch. Das ist witzig, denn als Autoren lesen wir sowieso viel und beschäftigen uns fast jeden Tag mit gedruckten oder elektronischen Büchern. Aber wir nahmen den Rat an und meine Frau begann, einen hervorragenden Thriller zu lesen. Ich kenne und liebe das Buch. Ich wusste, dass es spannend ist, aber kein Gemetzel, das hätte ich nicht als angemessen empfunden. Ich rieb nach dem Bad den Bauch ein und ließ Julia lesen. Die Stunden vergingen und Julia klagte zwischendurch über ein Ziehen. Ich versorgte sie mit Trinken und soweit sie es wollte, auch mit Essen. Dann kam der Entschluss: Die Ärztin hatte gesagt, dass Ablenkung gut tut, das Baby wüsste, was zu tun ist. Also gut, ich beschloss, dass wir auf den

Geburtstag einer Verwandten fahren. Der Geburtstag fand in einem Lokal statt, das von hier aus mit dem Auto circa 20 Minuten entfernt lag.

Wir aßen und tranken und nach knapp zwei Stunden meinte meine Frau, dass es so langsam losginge. Wir verabschiedeten uns, ohne etwas zu sagen. Meine Frau meinte »Das wird mir jetzt doch alles ein wenig viel. Ich möchte mich lieber ausruhen.« Wir fuhren ganz normal nach Hause. Dort angekommen, ein kurzer Toilettengang und mit der gepackten Tasche ins Krankenhaus gelaufen. Ja, das Krankenhaus ist circa acht Minuten zu Fuß entfernt, mit dem Auto circa eine Viertelstunde. Also, wir liefen, kamen dort an. Nach einigen Untersuchungen nahm man uns die Panik. Alles war gut, alles musste so sein. Damit ich beschäftigt war, sollte ich alle 15 Minuten meiner Frau 8 Globuli geben. Das tat ich. Nach einer Stunde im Krankenhaus fingen die Wehen richtig an und nun begann meine Arbeit. Nein, nichts, was ich gehört oder gelernt hatte an Griffen und Atemtechnik konnte ich anwenden. Es war einfach wichtig, da zu sein, ihr was zum Trinken zu geben, sie zwischen zwei Wehen anzusehen und ihr zu sagen, dass sie schön ist, sie zum Lachen zu bringen, ihre Hand zu halten. Als Mann kannst du fast nichts machen und doch ist es wichtig, da zu sein. Ich war da, jede Minute. Die Hebamme riet zu einem Bad. Nun wollte meine Frau das Baby aber auf keinen fall in der Wanne bekommen. Mir leuchtete aber schon ein, dass es für die Wehen entspannender wäre. Nachdem meiner Frau viele Male zugesichert wurde, dass wir das Baby nicht im Wasser, sondern im Bett bekommen würden, ließ sie sich auf die Wanne ein. Das warme Wasser entkrampfte und auch, wenn die Wehen jetzt offensichtlich stärker wurden, waren sie leichter zu ertragen. Die ganze Zeit waren eine Hebamme und ich anwesend. Dann kam eine Ärztin dazu und wir beschlossen, erstmal wieder aus der Wanne zu gehen. Man könnte gegebenenfalls das Ganze wiederholen. Auf mich gestützt gingen wir rüber in den eigentlichen »Kreißsaal«, der eher ein schön eingerichtetes Zimmer mit einem »Bett« war. Die Ärztin meinte, sie wollte nochmal tasten, wie weit wir sind und ging schon zu meiner Frau. Das ließ sie aber gleich, weil sie meinte »Das kann ich mir sparen, ich habe eben schon den

Kopf gesehen.« Die Freude war groß. Jetzt musste unser Baby also nur noch das letzte Stück schaffen. Und wenn meine Julia sich was in den Kopf setzt, dann ist das auch so. Nach drei heftigen Wehen war unser Kind da.

Julia bekam es sofort auf die Brust gelegt und ich wurde gefragt, ob ich die Nabelschnur durchtrennen möchte. Ich lehnte ab, da ich Bedenken hatte, auf den letzten Metern schlapp zu machen und auf jeden Fall für meine Frau da sein wollte. Zwischen Betreten des Krankenhauses und dem ersten Ansehen unseres Kindes waren sechs Stunden vergangen.

Es folgte eine relativ lange Zeit mit Baby auf der Brust, dann das Vermessen unseres kleinen neuen Erdenbewohners und das auf die Station bringen.

Liebe Männer, macht es, erlebt

es, seid dabei. Das Wunder des Lebens. Auch wenn eure Partnerin manchmal Dinge sagt, die nicht so nett sind. Das ist ein Erlebnis, wie es kaum ein weiteres geben wird. Auch wenn ihr weitere Kinder bekommen solltet - es ist das erste. Und denkt mal darüber nach. Das erste Mal ist immer etwas Besonderes, egal wann oder wie oder wo.

Ich bin ein paar Stunden schlafen gegangen und danach zu einer Tankstelle, um die Tageszeitung zu holen, um sie meinem Sohn zum 18. Geburtstag zu geben.

Über die Autorin

Julia Nastasi ist gebürtige Norddeutsche (Hannover) und kam durch ihren Mann mit Meditation und energetischen Techniken in Berührung. Schon nach wenigen Monaten wurde auch von außen bestätigt und bekräftigt, dass sie im energetischen Bereich besondere Begabungen hat. Zu Anfang reagierte sie vorsichtig und zurückhaltend. Mittlerweile hat sie nicht nur eigene Meditationstechniken entwickelt und weiterentwickelt. Sie leitet auch Webinare und Seminare, in denen es um diese Themen geht.

Unter anderem stammen von ihr einige Abwandlungen der hawaiianischen Ho'Oponopono Technik, die sie in den Seminaren gerne erklärt und verwendet, aber auch mehrere Meditation CDs sind erschienen.

Julia Nastasi hat nach ihrem Abitur in Hannover den Studienweg in Heidelberg gewählt, um in der romantischen Stadt tatsächlich ihr Herz gleich zweimal zu verlieren. Einmal an diese wunderschöne Stadt, in deren Nähe sie sich inzwischen niedergelassen hat und zum zweiten an ihren Mann, einen gebürtigen Heidelberger. Ihr beruflicher Werdegang zeigt eine Ausbildung zur Heilpraktikerin genauso wie eine Ausbildung zur Vertriebsassistentin mit Abschluss.

Sie ist vielseitig interessiert, kommunikations- und durchsetzungsstark. Seit 2003 ist sie mit ihrem Mann selbstständig. In der Marketingfirma ist sie für Personalfragen und die Gestaltung von Webseiten zuständig. Seit 2008 betreiben sie ein eigenes Online Mentalcoaching Programm, in dem auch Kursteile und Meditationen aus ihrer Feder stammen.

Sie online und offline (mit Seminaren und Schulungen, privaten Coachings und als Autorin) umtriebig und scheint omnipräsent zu sein.

Seit 2011 sind verschiedene Ratgeber (siehe Anhang) von ihr erschienen, die zu einer sehr guten Resonanz geführt haben.

Die Autorenseite ist auf http://julianastasi.de zu finden.

Unsere Coachings

Wir haben mit unseren Manifestieren Kursen große Erfolge gefeiert. Unser System baute auf mehreren Säulen auf. Im Jahr 2008 gestartet, liefen unsere Kurse mit tausenden von erfolgreichen Teilnehmern bis ins Jahr 2014.

Dann kam ein Break. Warum, wird sich der ein oder andere fragen. Wir fühlten uns mit der Art, wie die Kurse waren und mit dem täglich angebotenen Chat nicht mehr wohl. Wir nahmen die Kurse und die Webseiten vom Netz. Im vergangenen Jahr haben wir nun einige neue Kurse ins Leben gerufen, unter anderem den Kreativkurs, der eine Verbindung zum morphogenetischen Netzwerk ermöglicht.

Seit Mitte 2015 gibt es auch einen neuen Manifestieren Kurs.

Es gibt ihn derzeit in drei verschiedenen Varianten und er ist sicher sehr gut dafür geeignet, wenn du dir eine tägliche Dosis positives Denken lernen wünschen. Der neue Kurs ist zu finden auf http://manifestieren.seminar-servic e-nastasi.de

Da sich bei uns aber immer mal wieder etwas verändert - Leben heißt Veränderung - googel doch einfach unsere Namen. Dann findest du jede Menge Informationen und vielleicht auch schon neuere Kurse.

Generell findest du all unsere Seminare zusammengefasst auf www.seminar-service-nastasi.de und auf mymentalcoach.de

Meine Bücher

Saunaerlebnisse

Ein praxisnaher Ratgeber über das Saunieren mit der Bewertung diverser Saunen, die wir besucht haben. Gerade junge Menschen und Familien haben oftmals Bedenken vor dem Besuch einer Sauna. Dass es beim Saunieren und beim Besuch von Wellnessanlagen aber nicht nur um das Sehen und Gesehenwerden geht, wie man das Beste aus einem Wellnesstag für sich und sogar für die ganze Familie herausholt, darum geht es in diesem Ratgeber, der sowohl als E-Book als auch als Taschenbuch verfügbar ist.

Alle Tricks über Facebook - 25 Tipps für Selbstständige, kleine Firmen und Vereine

Ist das große soziale Netzwerk wirklich die große Datenkrake, handelt es sich lediglich um ein Spaßnetzwerk oder kann man es auch als Verein oder Firma sinnvoll für sich einsetzen? Was muss man beachten, um nicht in die Abmahnfalle zu tappen oder um unwiderruflich die peinlichen Jugendsünden auf Foto dokumentiert im World Wide Web veröffentlicht zu haben? Muss jede eingestellte Veranstaltung direkt im Desaster enden, das nur noch mit Hilfe der Polizei und der Feuerwehr beendet werden kann? Wie baut man sich eine Firmenseite oder eine Gruppe auf? Kurz: Wie kann man sich bei Facebook anmelden, ohne direkt in Gefahr zu sein?

Positives Denken lernen: 26 Tipps für ein Coaching mit sich selbst

Ist das Konzept vom positiven Denken reiner Humbug oder eine praktikable Alternative zum täglichen Mecker- und Jammerkonzert, in das die meisten von uns spätestens am Montag einstimmen? Wie kann man sich selbst coachen und wie bleibt man an der Motivation dran, etwas im eigenen Leben zu verändern? All diese Fragen werden in diesem Ratgeber praxisnah beantwortet. Das Buch ist in drei Versionen erschienen - als E-Book, als Taschenbuch und als E-Book mit einem 30-tägigen Onlinecoaching.

Studieren in Heidelberg - 26 Tipps nicht nur für Erstsemester

»Ich hab mein Herz in Heidelberg verloren«, singt schon der Lieddichter. Aber was ist dran an der Romantik? Begegnet man auf dem berühmten Universitätsplatz tatsächlich nur singenden und tanzenden Menschen im Liebestaumel? Der Ratgeber gibt jede Menge Einblicke in das tägliche Leben in der romantischen Stadt mit der Elite-Universität am Neckar. Es geht um das Jobben, die Arbeit, das Studieren, das Leben, aber natürlich auch das Feiern. Ein Ratgeber nicht nur für, aber natürlich auch für Erstsemester.

Einfach Meditieren Lernen

Auch heute treffe ich noch immer Menschen, die der Meinung sind, um wirklich gut meditieren zu können, müsste man für mindestens zehn Jahre nach Tibet auswandern, sich dort schweigend auf einen Berg setzen und sich am Besten noch einen Guru dazu nehmen. Bevor Sie die Koffer packen und auf die Reise gehen, sollten Sie dieses Buch lesen. Es zeigt in kleinen, alltagstauglichen Lektionen, wie Sie es schaffen können, dieses kraftvolle Instrument in Ihrem Leben zur Dauereinrichtung werden zu lassen. Meditieren bedeutet, in seine eigene Mitte zu gehen. Die haben Sie immer dabei. Vergessen Sie also all das schöne Beiwerk und konzentrieren Sie sich auf das Wesentliche. Dieser kleine

Ratgeber zeigt Ihnen, wie es ganz einfach geht.

Fütterung der Raubtiere

Aus eigener Erfahrung weiß ich, dass es eine echte Herausforderung sein kann, einen Mann mit dem ihm vorgesetzten Essen nicht nur satt, sondern auch zufrieden zu bekommen. Dieses Buch richtet sich daher an junge Frauen, die das erste Mal vor einer solchen Situation stehen oder auch an Frauen, die sich neue Inspirationen holen möchten, um den Mann ihres Herzens zu sättigen, ohne ihn gleichzeitig zu mästen. Mit vielen kleinen und großen Ratschlägen und Tipps, wie das gemeinsame Essen zu einem echten Erfolg werden kann.

Positives Denken - so funktioniert es

Dieses Buch ist die erweiterte Version meines Bestsellers »Positives Denken Lernen«. Sie finden darin noch mehr Tipps und Tricks und weiterführende Informationen rund um das Thema positives Denken und wie man es lernen kann. Dieses Buch basiert auf mehreren tausenden von ihr und ihrem Mann durchgeführten Mentalcoachings, persönlichen Coachings und E-Mail Beratungen. Dabei hat sich immer wieder herausgestellt, dass es sehr oft die kleinen Dinge sind, die das Leben nachhaltig positiv verändern können.

Mehr Informationen über die Bücher und auch die verschiedenen Möglichkeiten, sie zu kaufen, findest du auf meiner Webseite www.julianastasi.de

Bücher von Alexander Nastasi

Lange bevor ich angefangen habe, Bücher zu schreiben, hat mein Mann Alexander Bücher geschrieben. Ich habe hier angesichts der Vielzahl seiner Bücher nur eine Auswahl an Büchern vorgenommen:

Der Manifestieren Führerschein: Wie Sie schnell, einfach und nachhaltig lernen, Ihr Leben zu lenken

Dieses Buch erschien erstmals 2010 und in einer zweiten Auflage im Jahr 2015. Wenn Sie ein Auto fahren wollen, brauchen Sie dazu einen Führerschein. Überhaupt gibt es Führerscheine für viele

Fortbewegungsmittel. Aber wenn es darum geht, sein Leben zu gestalten statt zu verwalten, steht man plötzlich alleine da. Kein Schulfach, und schon gar keine speziellen Institute, die man verpflichtend besuchen muss.

Dieser Ratgeber liefert Ihnen all das Wissen, das Sie benötigen, um Ihr Leben so zu gestalten, wie Sie es haben möchten. Sie finden darin Checklisten und konkrete Anleitungen, wie Sie das Gesetz der Anziehung und Ihren Geist zu Ihren Verbündeten auf dem Weg zum Leben Ihrer Träume machen können.

Machen Sie Ihren ersten universell einsetzbaren Führerschein – den Manifestieren Führerschein.

Manifestieren 2.0: Manifesting 2.0

Auch dieses Buch ist jetzt in einer zweiten Auflage im Jahr 2015 erschienen, nachdem die erste Auflage aus dem Jahr 2009 beim Verlag ausgelaufen war. "Es ist erstaunlich, dass wir alle Meister im Manifestieren sind, aber so wenig darüber wissen," sagt Alexander Nastasi. Der Schwetzinger Unternehmer hat mit seiner Frau ein einmaliges Schulungsportal ins Leben gerufen, bei dem Sie innerhalb von 40 Tagen lernen, sich wieder auf die Dinge zu konzentrieren, die Sie wirklich haben möchten. Dabei werden die Teilnehmer täglich betreut und sicher zu ihren eigenen Zielen geführt.

Sei dein eigenes Wunder

Ein weiteres Buch in zweiter Auflage 2013, nachdem die erste Auflage aus dem Jahr 2007 beim Verlag ausgelaufen war. Kennen Sie auch Menschen, die tausend gute Ideen und Talente haben, mit denen sie sich im Prinzip selbstständig machen könnten? Warum tun sie es dann nicht? Ganz einfach: Ihnen sind bis zum heutigen Tag die Ausreden nicht ausgegangen – dieses wichtige Projekt noch, die nervige Ehefrau, der lästige Ehemann, die Banken, die wie angewurzelt auf ihrem Geld sitzen.

2003 stand Alexander Nastasi genau vor dieser Entscheidung: Sich auf andere verlassen oder sein eigenes Wunder sein. Dieses Buch macht Ihnen Mut: Wenn er es geschafft hat, können Sie es auch schaffen.

Der Fluch - Wie Sie Flüchen, Energiezaubern, Liebeszaubern und Energievampiren die Macht nehmen. Eine praktische Anleitung inklusive Audio-Download der Rituale

Menschen, die von fremden Energien beeinflusst oder sogar beherrscht werden, haben oftmals große Probleme, alltägliche Dinge zu meistern. Fremdbeeinflussung und Flüche gibt es aus ganz unterschiedlichen Gründen.

Da ist der verlassene Partner. Entweder man will die Beziehung zurück gewinnen oder es gibt kein zurück und man will dem oder der Ex schaden. Man möchte einem geschäftlichen Konkurrenten Steine in den Weg legen, ihn schlimmstenfalls sogar ruinieren. Dazu beeinflusst man den

Konkurrenten selbst oder legt einen Bann auf das gesamte Geschäft. Schädliche Konstellationen können aber auch in der Nachbarschaft oder unter Kollegen auftreten. In allen Fällen müssen sich Betroffene befreien und schützen. Dieser Ratgeber gibt Ihnen die Mittel dazu an die Hand. Im Buch sind neben konkreten, praxiserprobten Tipps auch zwei Audiodateien mit entsprechenden geführten Meditationen enthalten. Sie haben es verdient, ein freies, selbstbestimmtes Leben zu führen.

Anleitung zum Ändern deines Lebens

Anleitungen und How-Tos gibt es heute zu jedem Thema – Haushalt, Küche, Auto, Computer, ja, sogar vor dem Liebesleben wird kein Halt gemacht. Aber wer etwas in seinem Leben verändern will, der stand bisher alleine da.

Dieser kompakte Ratgeber ändert das. Entstanden aus vier Jahren Online Mentalcoaching, greift er in gewohnt praxisnaher Art und Weise die zentralen Themen des Lebens auf:

- Was sind Ziele und wie finde ich welche?
- Wie kann ich mit meinen Gedanken meine Beziehung verbessern oder überhaupt erst die Liebe finden?
- Was haben meine Gedanken mit meinem Kontostand zu tun?
- Wie kann ich mich durch eine mentale Veränderung auch körperlich besser fühlen?
- Ist es möglich, durch geistige Techniken mein Gewicht zu beeinflussen?

Fernab von spirituellem Hokuspokus geht es um handfeste

Techniken und konkrete Anleitungen, wie Sie Ihr Leben zu dem verwandeln können, das Sie sich wünschen.

Selbstmotivation

Jeder kennt das Gefühl, in einem Leistungstief zu sein. Frühjahrsmüdigkeit, Sommerträgheit, Herbsttief oder Winterdepression – dieses Phänomen kennt viele Namen.

Aber was ist, wenn der nächste Urlaub, noch weit entfernt ist und man trotzdem wieder gut drauf sein will?

Selbstmotivation ist das Stichwort und dieser Ratgeber zeigt Wege und Möglichkeiten, wie es ganz einfach funktioniert. Jenseits von Energydrinks und anderen Aufputschern geht es um Ziele, Belohnungssysteme und Glaubenssätze und wie Sie diese so verändern können, dass Sie jedem Stimmungstief leicht die Stirn bieten können.

Alles ändern in der Gesundheit

Gewonnen wird im Kopf und auch Gesundheit und wahres Wohlbefinden haben ihren Ursprung in den eigenen Gedanken. Dass das so ist, weiß inzwischen auch die Schulmedizin und so kommt es nicht selten vor, dass zur klassischen Therapie begleitenden Maßnahmen eingesetzt werden, um den Menschen zu stabilisieren und auf Wohlgefühl auszurichten.

Das hier vorliegende Buch präsentiert Ihnen die besten Tipps aus Anleitung zum Ändern deines Lebens aus dem Unterkapitel Gesundheit. Es gibt Antworten auf die Frage, welcher Zusammenhang zwischen den Gedanken und körperlichem Wohlbefinden besteht und was Sie konkret tun können, um sich endlich wieder wohlzufühlen.

Dabei ersetzt es nicht den Gang zum Arzt oder Heilpraktiker, stellt keine Diagnosen oder gibt gar Heilungsversprechen ab. Vielmehr setzt es den Hebel an jenen Punkten in Ihrem Leben an, die Sie selbst beeinflussen können – wenn Sie es denn wollen.

Alles ändern in der Liebe

»Die Liebe ist ein seltsames Spiel« (Connie Francis), so weiß es schon die Lieddichterin zu berichten.

Viele Menschen suchen die Liebe ihres Lebens oder wünschen sich in ihrer bestehenden Beziehung die guten alten Zeiten zurück. Dieses Buch bietet Ihnen die besten Tipps aus Anleitung zum Ändern deines Lebens wie Selbstliebe ohne Narzissmus und um die Frage, was die eigenen Gedanken mit dem Beziehungsstatus und dem Glück in Liebesbeziehungen zu tun haben. Über etliche Fragestellungen hinaus gibt Ihnen dieses Buch aber auch Antworten und konkrete Ansätze, wie Sie Ihre Gedanken zu Ihrem gewünschten Beziehungsstatus führen können und wie sie Ihnen zu Glück in der Liebe helfen können. »Die natürliche Reaktion auf Ihre bloße Existenz ist bedingungslose Liebe« (Verfasser unbekannt). Lassen Sie diesen Sinnspruch in Ihrem Leben zur Realität werden.

Mehr Informationen zu den Büchern und natürlich auch alle Bezugsquellen findest du auf der

Autorenseite von Alexander Nastasi: www.alexandernastasi.de

Kontakt und weiterführende Webseiten von mir

Wie viele Autoren freue auch ich mich über Kontakt zu dir als mein/e Leser/in. Und schon vor Jahren sagte ich einmal, dass es schwierig ist, mich nicht zu erreichen.

Zum einen hast du die Möglichkeit, meinen Namen bei Google einzugeben. Da findest du jede Menge Webseiten, Weblogs und auch Profile in den sozialen Medien.

Am einfachsten ist der Kontakt zu mir natürlich über meine Autorenseite www.julianastasi.de

Wenn du mehr über unsere Coachings und Webinare erfahren möchtest, sind diese beiden Seiten eine gute Möglichkeit, sich darüber zu informieren und natürlich kannst du dort auch dabei sein:

www.seminar-service-nastasi.de

www.mymentalcoach.de

Vielleicht hast du auch noch ein paar Fragen. Auch die kannst du mir gerne stellen. Lass mir bitte ein wenig Zeit, dir zu antworten. Du weißt ja, ich habe ein Baby zu Hause. Dem kann ich nicht so gut sagen, dass ich jetzt mal schnell ein paar Mails beantworten muss. Aber ich reagiere, da kannst du dir sicher sein.

Nachwort

Liebe Leserin,

du bist am Ende des Buchs angekommen. Dazu gratuliere ich dir erst einmal. Eine äußerst spannende Zeit liegt vor dir, das kann ich dir aus meiner Erfahrung berichten.

Vielleicht hast du trotz dieses Buchs ein bisschen Angst vor dem, was da auf dich zukommt. Ich kann dich beruhigen: Das ist ganz normal. Ein bisschen Bedenken zu haben gehört einfach dazu. Es gibt dir aber auch den nötigen Kick, um all die neuen Herausforderungen nicht nur angehen, sondern auch bewältigen zu können.

Sieh dieses Buch bitte als das, was es sein möchte: Ein Ratgeber aus der Praxis für die Praxis. Nicht mehr, aber auch nicht weniger. Du findest darin lauter Dinge, die mir in dieser spannenden Phase geholfen haben. Aber ganz wichtig: Bitte denke daran, sofort zum Arzt zu gehen, wenn dir etwas komisch vorkommt. Ich selbst hatte von vorne bis hinten eine komplett gesunde Schwangerschaft. Deshalb findest du hier auch keine speziellen Tipps, was du tun sollst, wenn etwas nicht stimmt.

Jetzt brauche ich aber auch deine Hilfe: Je mehr Menschen dieses Buch lesen, desto schöner ist es. Am meisten Menschen werden davon erfahren, wenn du eine (positive) Rezension hinterlässt. Ein kurzer Kommentar reicht dazu völlig aus. Natürlich freut mich das als Autorin auch immer. Hinterlasse ihn einfach dort, wo du das Buch gekauft hast.

Ich wünsche dir von ganzem Herzen eine schöne restliche Schwangerschaft, eine möglichst leichte und komplikationslose Geburt und dann eine wunderschöne Kennenlernzeit mit deinem Schatz. Wenn du magst, kannst du mir sogar eine kurze Nachricht schicken. Das würde mich sehr freuen.

Alles Gute für euch!

Deine Julia Nastasi
Mai 2016